NATURO
(mais pas trop !)

Pauline Neyrolles

Illustration de couverture : © Milca De Luna
Photos : © Adobe Stock

Édition française publiée par
Talent Éditions
115 rue de l'Abbé Groult, 75015 Paris

ISBN : 978-2-37815-231-4

NATURO
(mais pas trop !)

Pauline Neyrolles

Talent Éditions

Sommaire

À qui ce livre s'adresse-t-il ?

L'envie d'écrire ce livre est partie d'un drôle de constat fait en consultation, mais aussi en échangeant avec mes lectrices : beaucoup voient la naturopathie, et l'hygiène de vie en général, comme un ensemble de règles strictes, difficiles à mettre en place. Fréquemment, en consultation, je me retrouve face à des femmes démotivées qui me disent « J'ai tout essayé mais rien ne marche » ; « Je n'arrive pas à tenir » ; « J'y arrive pendant quelques jours et après je craque ».

Ces mots me renvoient une sensation de frustration, de mal-être, d'entrave à la liberté qui n'est pas compatible avec ma vision de la naturopathie et plus largement d'une hygiène de vie saine et épanouissante !

Par ailleurs, en sondant mes lecteurs sur leur définition de la naturopathie, je me suis rendu compte que beaucoup s'en faisaient une idée erronée. « C'est un truc de sorcière ! », « c'est pour guérir avec les plantes »... J'ai même lu cette phrase incroyable : « C'est se soigner à base de chakras » !

J'ai à cœur de vous présenter dans cet ouvrage les 10 techniques utilisées en naturopathie de manière qu'elles soient pour vous le plus accessible possible. Je souhaite que vous puissiez les intégrer facilement dans votre quotidien et faire des principes de la naturopathie votre nouvelle hygiène de vie.

Je développerai plus spécifiquement 3 techniques qui font partie des piliers de santé : je partagerai les clés pour mener une vie équilibrée, sans excès, riche d'une alimentation énergisante et favorisant une bonne santé.

Nous aborderons également le second pilier de la naturopathie : le mouvement et l'importance de l'activité physique.

Enfin, nous nous pencherons sur le bien-être mental, troisième pilier essentiel. Il est ici question aussi bien de développement personnel que de relaxation ou de gestion du stress. Nos pensées et nos émotions peuvent avoir des incidences sur le plan physique. Il est essentiel de veiller à avoir une bonne hygiène mentale.

Nous aborderons dans une dernière partie, la raison d'être de ce livre : comment se détacher des règles ? Comment prendre du recul par rapport à toutes ces notions d'hygiène de vie et apporter de la souplesse dans son quotidien ? Je vous guiderai vers de nouveaux repères sans pression. Mon objectif est de vous transmettre les bases de la naturopathie, mais aussi de vous apprendre à être dans l'intention, sans tension !

Ce livre est donc pour vous si vous êtes en quête d'une nouvelle hygiène de vie, si vous souhaitez reprendre en main votre énergie, votre vitalité et votre santé. Si vous voulez vous apaiser par rapport aux diktats du « healthy lifestyle » et trouver un équilibre riche de sens.

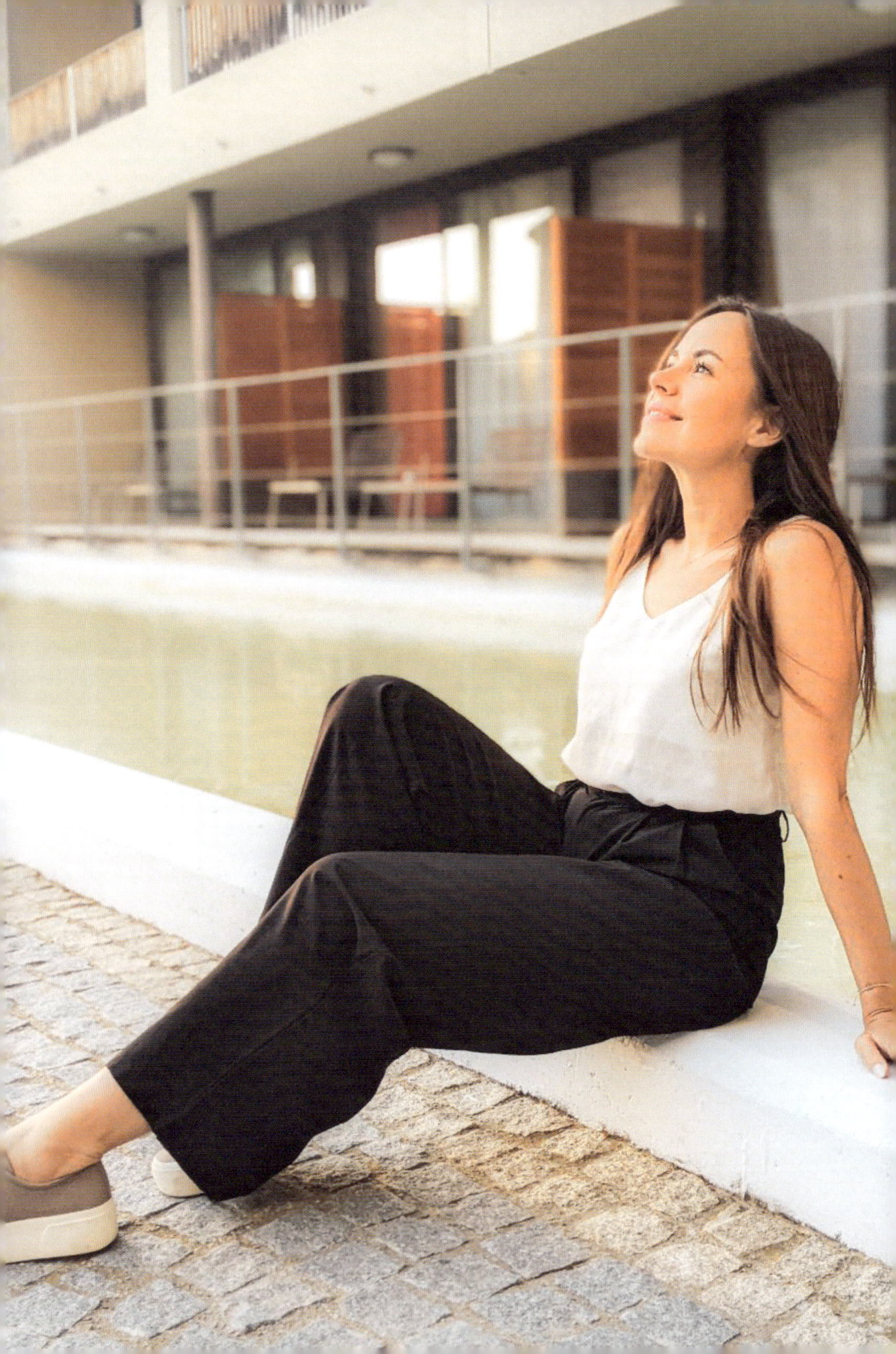

Bienvenue (mon histoire en quelques mots)

Bienvenue, cher lecteur ! Je m'appelle Pauline et je suis née en avril 1987, le 7, mon chiffre porte bonheur.

Je suis naturopathe, blogueuse sur vivrehealthy.com et créatrice de contenus bien-être, sport et alimentation sur mon compte Instagram @PaulineNeyrolles.

Ma passion depuis 2014 est de partager mon style de vie sain mais décomplexé, mes recettes gourmandes et équilibrées, ma routine sportive, mon amour pour le running, mais aussi toutes mes découvertes liées au bien-être et au développement personnel.

En juillet 2019, j'ai repris le chemin de l'école ! J'ai recommencé des études pour devenir naturopathe. J'ai choisi de m'orienter vers ce nouveau métier car il englobe toutes les thématiques qui me passionnent : l'alimentation, l'importance d'une pratique sportive régulière, le bien-être émotionnel et mental, tous les éléments indispensables à une vie saine et épanouissante.

Je propose des consultations et des coachings d'hygiène de vie depuis mars 2021.

Je suis également auteure : en 2019, j'ai écrit *Healthy (mais pas trop* !), mon premier livre sur l'alimentation intuitive. J'ai également écrit plusieurs livres numériques : ma collection de « Hibouks » en vente sur mon blog.

J'aime cuisiner, manger, rire (beaucoup), faire du CrossFit et de la course à pied, regarder Harry Potter et les films de Noël sous un plaid, les films d'amour aussi et du même coup : les films d'amour de Noël. J'adore lire des livres de développement personnel, faire des vocaux WhatsApp à mes amis aussi longs que des podcasts, dire « Oh, il est 11 h 11 ! », manger du chocolat et des compotes, me déplacer à vélo, m'occuper des gens que j'aime et de ceux que je ne connais pas encore.

J'aime savoir que vous tenez cet ouvrage entre vos mains et imaginer qu'il puisse vous accompagner pour quelques pas ou pour un long chemin, sur la route du bien-être.

S'éveiller à la santé : Qu'est-ce que la naturopathie ?

Commençons par le début ! Qu'est-ce que la naturopathie ? Quand je parle de mon métier, il y a deux réponses qui reviennent souvent. Soit la naturopathie est confondue avec la diététique (« En fait, tu es un peu diététicienne non ? »), soit on m'imagine comme le druide Panoramix : « Tu soignes avec des plantes, c'est ça ? »

Alors pour commencer : une naturopathe ne soigne pas ! Nous ne sommes pas médecins. La naturopathie a pour but d'aider l'individu à retrouver ou conserver la santé par des moyens naturels : alimentation, sport, hydratation, sommeil, gestion du stress et des émotions. C'est avant tout de la prévention !

L'utilisation des plantes ou des huiles essentielles est l'une des techniques que les naturopathes utilisent pour soutenir l'hygiène de vie de l'individu (mais pas seulement, nous le verrons ensemble !).

La naturopathie va prendre en compte la personne dans sa globalité, on appelle cela une médecine douce holistique. En tant que naturopathe, je suis amenée à observer une multitude de facteurs : les habitudes alimentaires, le sommeil, l'hydratation, l'activité physique, l'état émotionnel, les différents maux de corps, les habitudes, le terrain, l'hérédité.

En somme, c'est du coaching d'hygiène de vie ! Nous travaillons avec les plantes en effet mais aussi avec l'eau, les produits de la ruche, les techniques respiratoires, énergétiques, vibratoires, avec l'alimentation ou encore l'activité sportive. Nous avons une approche vraiment très complète pour optimiser la santé.

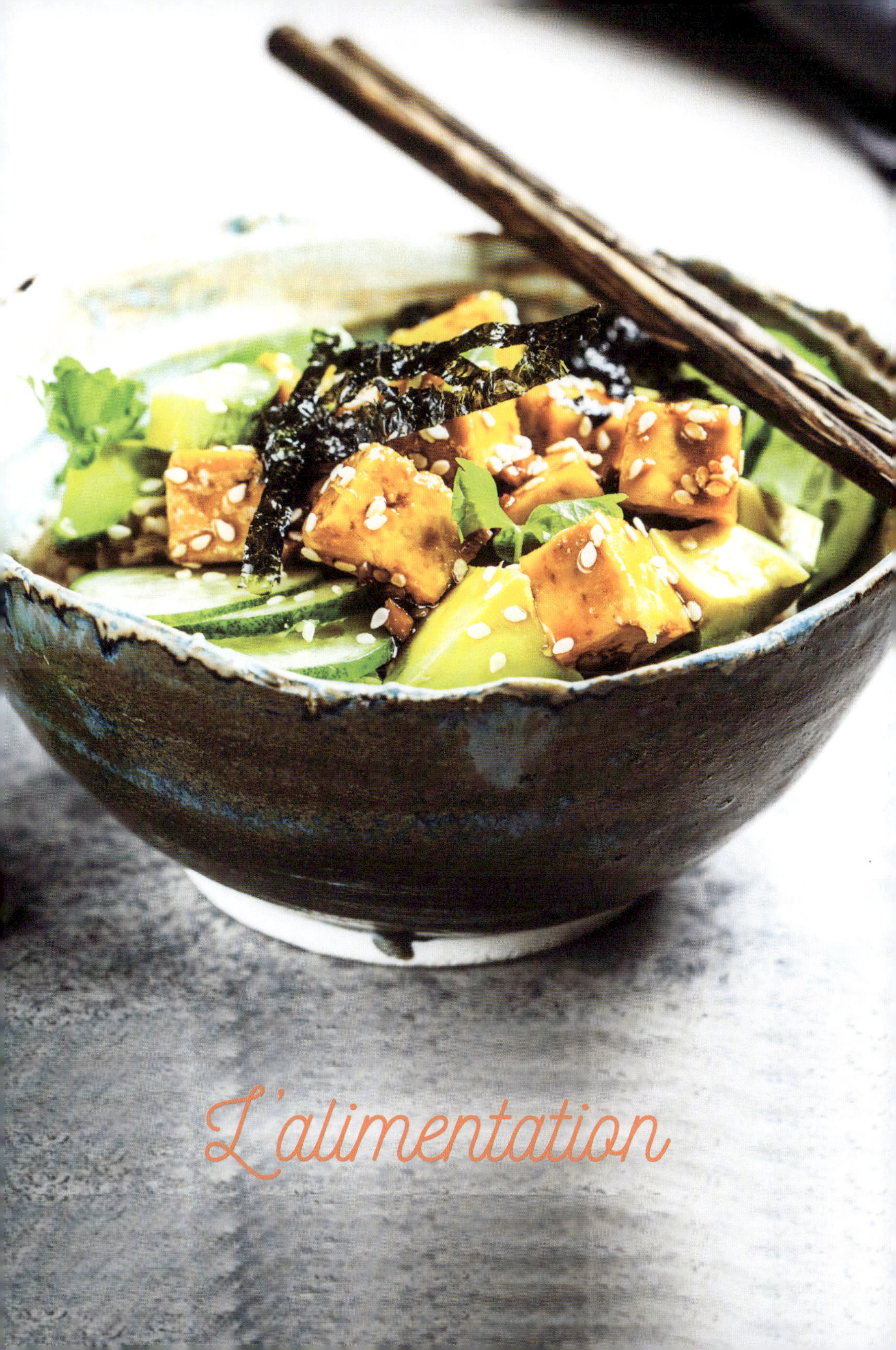

L'alimentation

La naturopathie utilise de multiples outils pour maintenir ou ramener l'individu à l'état de santé. Le premier de ces outils, l'un des piliers les plus importants de la naturopathie, est l'alimentation. Hippocrate, médecin grec de l'Antiquité, avait affirmé l'importance de l'alimentation sur la santé : « Que ton alimentation soit ta première médecine. » Vous connaissez sans doute cet adage ! Chacun d'entre nous a des besoins alimentaires qui lui sont propres en fonction de son âge, son activité et sa morphologie. L'alimentation doit être :

… Équilibrée

Elle doit apporter suffisamment de glucides (fruits, légumes, féculents), de lipides (huiles, végétales, noix, avocats, petits poissons gras) et de protéines (œufs, tofu, seitan, tempeh, miso, poisson, viandes blanches).

Idéalement, on consomme 60 % de glucides, 20 % de protéines, 20 % de lipides.

… Digeste

Elle doit être digeste pour ne pas surcharger votre tube digestif et pour faciliter l'absorption des vitamines et minéraux. Pour cela, on va privilégier des assiettes avec un seul légume, un seul féculent et une seule protéine. Donc clairement, on dit adieu aux « bowls instagrammables » avec 5 légumes et 37 sortes de graines différentes ! Ce n'est pas du tout digeste et ça épuise l'organisme !

On privilégie une assiette « simple » avec par exemple, des œufs au plat, une fondue de poireaux et des pommes de terre grenailles dorées au four (c'est délicieux !).

... Énergisante et alcalinisante

Votre alimentation doit être fraîche, riche en vitamines, minéraux et biologique autant que possible. Mais elle doit être aussi alcalinisante car une alimentation acidifiante entraîne le stockage des toxiques dans les cellules graisseuses.

Il faut donc vous tourner vers les aliments alcalins : fruits, légumes, pommes de terre, patates douces, graines germées, huiles végétales de première pression à froid, amandes sans peau et noix du Brésil.

En consommant régulièrement et en bonne quantité ces aliments, vous allez booster votre système immunitaire, faciliter le travail des émonctoires et la régulation du poids. La voie royale pour avoir une silhouette que vous aimez et surtout la santé !

Bien évidemment, quand je recommande de consommer ces aliments, il ne faut pas consommer QUE ces aliments ! Mais ils doivent représenter une part conséquente de votre alimentation.

L'équilibre alimentaire quant à lui, repose sur trois principes :

- Une juste balance entre les dépenses énergétiques de l'organisme et les apports quotidiens en énergie.
- La bonne répartition des lipides, glucides, protéines mais aussi des vitamines, minéraux et oligo-éléments.
- L'oubli des idées reçues telles que « il ne faut pas manger de féculents le soir » et le retour à une prise alimentaire plus naturelle et intuitive.

Comprendre globalement les besoins de l'organisme

Les protéines

Je rabâche les oreilles de mes clientes avec ça, je suis donc obligée de l'écrire ici : l'apport en protéines est extrêmement important ! Les protéines sont comme les briques de notre maison : pas de briques et tout s'écroule ! Elles sont la structure de notre peau, nos tendons, nos muscles, nos os. Elles ont également un rôle important dans un grand nombre de réactions biochimiques qui permettent la contraction des muscles, le bon fonctionnement du système immunitaire, la distribution de l'eau, de l'énergie.

Une consommation insuffisante en protéines entraîne donc une grande fragilité, une fatigue chronique, un système immunitaire en berne, une fonte musculaire, des soucis digestifs...

Vous l'avez donc compris, les protéines sont absolument essentielles au maintien d'une bonne santé. Je constate quotidiennement en consultation que rares sont les personnes qui en consomment assez. Souvent, cela vient d'une méconnaissance en matière de diététique.

Voici quelques informations à retenir :

On trouve les protéines dans la viande rouge et blanche, les poissons, les œufs, le tofu, le tempeh, le seitan et les associations de céréales (riz, avoine, orge, seigle, blé, maïs, etc.) et légumineuses (fèves et haricots secs, pois secs, lentilles). J'insiste sur ce dernier point. Beaucoup de personnes pensent, à tort, que les légumineuses constituent à elles seules une source de protéines. C'est faux, ou tout du moins, ce n'est pas tout à fait exact !

Une protéine, c'est comme un petit train avec 22 wagons (9 acides aminés essentiels : l'histidine, l'isoleucine, la leucine, la lysine, la méthionine, la phénylalanine, la thréonine, le tryptophane et la valine, et 11 non essentiels : l'alanine, l'arginine, l'asparagine, l'acide aspartique, la cystéine, l'acide glutamique, la glutamine, la glycine, la proline, la sérine et la tyrosine). Une partie des wagons se trouve dans les légumineuses en effet. Mais l'autre partie se trouve dans les céréales. Pour que notre train soit complet et avance correctement, il conviendra de toujours associer les légumineuses à une portion de céréales. C'est pour cette raison que les pays d'Afrique du Nord associent les pois chiches au blé ou que de nombreux plats asiatiques mélangent le riz avec les lentilles !

Il faut en moyenne 1 g de protéines par kilo de poids de corps. Vous pesez 60 kilos ? Vous avez besoin de 60 g de protéines par jour. Facile à retenir non ?

Mais attention, il y a un piège ! Un blanc de poulet de 100 g ne contient pas 100 g de protéines mais environ 26 g ! Le reste, c'est un peu de gras, de l'eau mais pas des protéines ! Donc pour atteindre les 60 g dans la journée, il faudrait deux œufs au petit déjeuner, un blanc de poulet à midi et un curry de lentilles et de riz au dîner !

Les protéines faciles :

20 g de protéines sont apportés en moyenne par :

100 g de viande	2 œufs
120 g de poisson blanc	1 filet de tofu
80 g de thon en boîte	100 g de seitan

(Attention, 100 g de lentilles cuites + 100 g de riz cuit ne représentent que 12 g de protéines !)

Les glucides

Les glucides sont le carburant de l'organisme, l'essence dans le moteur ! Toutes les cellules de notre organisme utilisent les glucides comme source d'énergie pour fonctionner. Et certaines de nos cellules ne savent utiliser que ça ! C'est le cas du cerveau, des globules rouges et d'une partie des reins ! Donc vous l'avez compris : on ne supprime pas les glucides. Jamais !

Voici quelques informations à retenir :

Toutes les sources de glucides ne se valent pas. On trouvera des glucides de qualité dans : les céréales (riz, avoine, orge, seigle, blé, maïs, etc.) et légumineuses (fèves et haricots secs, pois secs, lentilles), les tubercules (patate douce, pomme de terre, panais, carottes, betterave, etc.), les légumes, les fruits frais et secs, le miel...

Il convient de consommer en moyenne deux tiers de glucides complexes pour être rassasié et en bonne santé (les céréales, légumineuses et tubercules). Tant que ce besoin de l'organisme n'est pas respecté, vous avez faim entre les repas, envie de grignoter, certains se relèvent même la nuit pour manger !

La faim se manifeste lorsque le niveau de glucides dans le sang baisse : le cerveau a besoin d'essence ! Faim, somnolence, irritabilité, difficulté à se concentrer, maux de tête, nausées ou ventre qui gargouille, voici quelques signaux qui vous indiquent qu'il est temps de manger des glucides !

Les glucides facilitent la production de la sérotonine indispensable à la sécrétion de la mélatonine, hormone qui facilite le sommeil. On veillera donc à conserver une portion de féculent au dîner, s'il vous plaît !

Les lipides

Les lipides ont deux rôles principaux : tout d'abord, ils servent au stockage de l'énergie. Ensuite, ils ont un rôle structural dans notre organisme puisqu'ils font partie de la composition des membranes de nos cellules.

De la même manière que pour les glucides, tous les lipides ne se valent pas. On choisira de préférence des lipides provenant d'huiles végétales de première pression à froid (olive, lin, chanvre, etc.), de graines, d'oléagineux (amandes, noix, noisettes, etc.), avocat, œuf, saumon, petits poissons gras.

En termes de quantité de matière grasse pour cuisiner, il conviendra de consommer 1 cuillère à soupe d'huile végétale, par repas et par personne.

Pour optimiser la santé, on favorise une alimentation pauvre en cholestérol et en graisses saturées comprenant très peu de viande rouge, de charcuteries et de produits laitiers entiers.

L'importance de l'alimentation anti-inflammatoire

Anti-inflammatoire : ça veut dire quoi ? Une inflammation est un ensemble de réactions générées par le corps en réponse à une agression interne ou externe (infection, traumatisme, frottements, brûlure, mauvaise alimentation...). C'est un processus de défense. Toute douleur a pour origine une inflammation. Leurs conséquences peuvent aller de la tendinite au cancer en passant par une fatigue chronique, une mauvaise digestion, des troubles du transit, des migraines, des problèmes de peau. Certains spécialistes pensent même qu'elle pourrait être à l'origine d'état dépressif. Le plus dangereux est de laisser s'installer l'inflammation. Lorsqu'elle devient chronique, il est difficile de s'en débarrasser. Une alimentation anti-inflammatoire ça veut donc dire : qui vise à limiter ou supprimer cette inflammation ! Le régime anti-inflammatoire vise donc à réduire l'inflammation dans l'organisme.

Ce type de choix alimentaire a pour but de protéger le système immunitaire., d'aider l'organisme à résister et à s'adapter aux changements, de diminuer le risque de maladies et de blessures.

Dans cet optique on limitera la consommation de :

Alcool (max 2 verres 2 fois par semaine, chers amis !), café, thé noir ;

Produits laitiers (lait, yaourt, fromages, crème) ;

Viandes rouges, charcuteries ;

Céréales raffinées (pain blanc, pâtes blanches, pizzas industrielles, farine blanche...) ;

Aliments cuits en bain de friture ;

Gâteaux industriels, boissons sucrées, sodas, friandises ;

La consommation de fruits frais en fin de repas (ils fermentent et ballonnent !).

(J'insiste sur le verbe limiter et non supprimer, nous verrons pourquoi dans la seconde partie de cet ouvrage !)

Augmenter la consommation de :

Légumes frais et de saison consommés crus et/ou cuits (cuisson douce) ;

Aliments riches en fer : soja, légumineuses (lentilles, pois, haricots rouges et blancs), quinoa, épinards, persil...

Fruits frais et de saison consommés crus de préférence ;

Sources de protéines : légumineuses, poisson, viande blanche, œuf, tofu...

Eau, thé vert, jus de fruits frais, smoothie, jus à l'extracteur ;

Sources de glucides à indice glycémique bas : patate douce, céréales complètes : riz, épeautre non hybridé, quinoa, sarrasin, pain au levain naturel...

Huiles végétales de première pression à froid : lin, colza, olive, chanvre...

Soutenir le système digestif

Un système digestif en forme, c'est la garantie d'un organisme opérationnel ! L'intestin est notre deuxième cerveau. Son rôle et celui de tous les autres organes qui participent à la digestion, sont importants. Je ne le sais que trop bien. J'ai souffert de colopathie pendant des années. C'est ce qui m'a amenée à découvrir la naturopathie, cette formidable médecine douce qui m'a sortie de plusieurs années de souffrances.

La colopathie, appelée aussi SII (Syndrome de l'intestin irritable) ou IBS en anglais (Irritable Bowel Syndrome), est une maladie qui affecte les fonctions du système digestif : ballonnements douloureux, tohu-bohu intestinal, spasmes excessivement violents, crampes digestives, troubles du transit (constipation et/ou diarrhées), brûlures d'estomac et concerto pour colon en ré mineur.

Pour ma part, les douleurs ont commencé pendant l'hiver 2018... Je me demandais bien ce qui se passait. J'avais un ventre de femme enceinte de six mois. C'était aussi effrayant que douloureux. Les crises étaient très éprouvantes. Il m'arrivait de passer des heures allongée, pliée en deux. Pendant toute l'année, j'ai alterné les périodes de crises et les périodes calmes. J'ai vu plusieurs médecins et un gastro-entérologue. Tous me prescrivaient des antispasmodiques qui ne réglaient le problème que momentanément ou me disaient que c'était dans ma tête.

J'ai passé de nombreux examens. La maladie de Crohn et la maladie cœliaque ont été écartées. Une bonne chose. Mais je n'avais toujours pas de solutions à mes problèmes. Jusqu'au jour où je suis tombée sur une vidéo YouTube expliquant comment traiter la colopathie avec la naturopathie. Je ne connaissais pas cette médecine douce. J'ai consulté une naturopathe pour la première fois. En quelques jours, mes soucis digestifs se sont estompés notablement avant de disparaître après quelques semaines. J'avais enfin trouvé des réponses à mes questions et par la même occasion mon nouveau métier : c'est à ce moment-là que je me suis lancée dans les études de naturopathie. Mais c'est une autre histoire !

Revenons à nos moutons ! Lorsqu'il est malmené, le système digestif entraîne non seulement tout un tas de troubles liés à la digestion elle-même mais aussi des migraines, une fatigue chronique, une mauvaise humeur ou une irritabilité, mais aussi un affaiblissement du système immunitaire.

Pathologies digestives ou non, nous avons donc tous intérêt à prendre soin de ce système !

Pour optimiser la digestion, voici quelques règles que je suis et qui sont recommandées par une partie des naturopathes. Je précise « une partie » car il y a plusieurs écoles avec des avis parfois très divergents. Si vous ne savez pas quoi en penser, faites comme moi : testez et observez les effets sur votre corps et votre vitalité !

Concrètement, la digestion, c'est quoi ?

Digérer, c'est transformer, assimiler puis éliminer les aliments. Ça commence dans la bouche avec les dents qui coupent, et la salive qui commence à transformer les amidons grâce aux enzymes qu'elle contient. Ensuite, on passe par l'œsophage et plof ! nous voilà dans l'estomac ! Ici, c'est acide et le gros du travail se fait sur les protéines qui sont transformées en protides puis en acides aminés (les petits wagons du train de la protéine, vous vous souvenez ?).

Le bol alimentaire continue son aventure dans l'intestin grêle où la bile de la vésicule biliaire et les sucs du pancréas coupent l'acidité. C'est ici que les nutriments passent dans le sang. Ensuite, les aliments non transformés (mal mastiqués, riches en fibres, les colorants, les pesticides, etc.) finissent dans le côlon ou gros intestin. Le côlon compacte les déchets et les envoie vers la sortie : rectum et anus.

Petit focus sur le microbiote

Il faut savoir que notre système digestif est composé de différentes flores, un ensemble de bactéries. Certaines sont des copines et jouent un rôle essentiel dans la digestion et la défense de l'organisme. D'autres sont pathogènes (les pestes de la cour de récré). Quand tout va bien, elles jouent ensemble et le microbiote reste à l'équilibre. Mais parfois, à la suite d'une prise d'antibiotiques, d'un virus, d'un déséquilibre alimentaire, les bactéries pathogènes prennent le dessus. C'est la dysbiose, qui se traduit par ballonnements, troubles du transit, gaz, douleurs abdominales mais aussi parfois du psoriasis, eczéma, acné, maux de tête, anxiété, envie de sucre et bien d'autres choses tout à fait réjouissantes.

Pour avoir une flore intestinale en bonne santé, il faut donc commencer par avoir une alimentation équilibrée : on consomme régulièrement des fruits et des légumes frais et bio, on favorise les aliments fermentés, on évite les aliments trop gras et trop sucrés, ainsi que l'alcool et les boissons excitantes (thé, café, boisson énergisante). Le régime alimentaire doit aussi inclure des protéines, mais de manière raisonnée. Consommer de la viande un jour sur deux peut être un bon début. En effet, il a été démontré qu'un régime trop riche en protéines animales sur le long terme peut favoriser un déséquilibre du microbiote intestinal.

La pratique sportive est également essentielle pour la bonne santé de nos intestins. Selon les résultats d'une étude publiée dans *ScienceDaily*, la pratique d'une activité sportive jouerait un rôle bénéfique sur le microbiote intestinal. L'analyse a montré que les personnes ayant une meilleure condition cardiovasculaire avaient aussi une plus grande diversité du microbiote intestinal.

L'importance de la mastication

Les dents et la salive sont la première étape de la digestion. Les dents coupent en morceaux et broient le bol alimentaire. La salive, elle, contient des enzymes qui catalysent les réactions chimiques de la digestion. En clair, ce sont des petits ouvriers qui amorcent la transformation des aliments pour qu'ils soient mieux digérés par la suite. Il a été mis en évidence qu'une « bonne » mastication des aliments permettait de diminuer les remontées gastriques, les ballonnements et même les problèmes de transit comme la constipation. La mastication est donc essentielle ! On prend donc le temps de bien mâcher, en conscience.

De la simplicité dans l'assiette !

C'est le premier conseil que je partage avec mes clientes, le plus simple mais certainement le plus efficace. Arrêtons les bols Instagrammables et les assiettes aux 13 légumes cuits, 15 crudités et 37 graines. C'est très joli mais parfaitement indigeste. Prenons les poke bowls par exemple. C'est très appétissant, mais l'organisme n'est pas fait pour digérer en même temps du riz, des fèves, plusieurs crudités, du poisson, de l'avocat, des fruits, des graines... Mes clientes se plaignent souvent de maux de ventre après avoir consommé ce type d'assiette. Rien d'étonnant !

En associant certains aliments avec des durées de digestion différentes, c'est l'ensemble de notre système digestif qui trinque avec, à la clé, des fermentations, des putrescences, de l'acidité et des problèmes digestifs. Les fruits mettront entre 30 et 60 minutes avant d'être digérés, les légumes, les céréales et les graines 2 heures, la viande et le poisson entre 3 et 4 heures et les crustacés de 4 à 8 heures. Si vous associez des crustacés avec un fruit au cours de votre repas, celui-ci se digère plus rapidement que les crustacés, il restera plus longtemps dans l'estomac que s'il avait été consommé seul. Les sucres du fruit vont par conséquent fermenter et entraîner des gaz intestinaux, de la fatigue et des ballonnements.

Voici une règle basique et très efficace pour optimiser la digestion : on associe un seul légume (cuit de préférence) avec une seule céréale et une seule source de protéine maigre. Par exemple : une poêlée de haricots verts en persillade avec du riz sauté et un filet de saumon au paprika fumé. Finalement, bien digérer, c'est simple !

Et les crudités, c'est OK ?

Le crudivorisme, appelé également « alimentation vivante », est une pratique alimentaire qui consiste à se nourrir exclusivement d'aliments crus. Toute une branche de la naturopathie est favorable à ce type d'alimentation. Pas moi. Voilà, c'est dit ! Tous les aliments, pour être assimilés, doivent être cuits, que ce soit dans votre casserole ou directement par votre organisme. Manger cru, c'est donc imposer un travail supplémentaire au système digestif. Et puis toutes ces fibres en quantité peuvent être irritantes.

Je vais tout de même modérer mon propos : le capital micronutritionnel est quasiment optimal lorsque les aliments sont crus. Les vitamines et minéraux sont mieux préservés.

Les crudités ont donc leur intérêt. On les consomme alors avec modération : une ou deux cuillères à soupe en début de repas en évitant les carottes pour les intestins fragiles !

Choisir des aliments bruts et bio

Pour soutenir le système digestif, on choisit de préférence des produits biologiques que l'on va cuisiner (ça tombe bien, je vous donne plein d'idées de recette dans cet ouvrage). Les produits industriels et très transformés contiennent des pesticides, des engrais, des colorants, des additifs et bien d'autres merveilles qui sont cancérigènes et abîment les intestins.

Quand manger les fruits ?

Les fruits sont les aliments qui sont le plus rapidement digérés par l'organisme. Les fruits transitent en effet rapidement dans l'estomac mais sont digérés par l'intestin grêle où ils libèrent leurs sucres. Or, si l'estomac est plein, leur transit dans l'estomac sera plus long, et les sucres vont se transformer en alcool : la fermentation a commencé. Et ça, ce n'est pas digeste ! On évitera donc les fruits crus pendant les repas (attention la tomate est un fruit !).

On mangera de préférence les fruits à distance des repas, avant un effort sportif ou en collation en fin d'après-midi.

Quid des produits laitiers ?

Le sucre du lait que nous buvons tout petit, le lactose, est digéré par une enzyme qui s'appelle la lactase. On naît avec cette lactase. Petit à petit, la diversification alimentaire se fait. Nous n'avons plus besoin de consommer du lait. La lactase disparaît. Le lactose n'est donc plus digéré. Cela peut provoquer des troubles digestifs, comme des ballonnements, voire des troubles du transit. Mais ça ne s'arrête pas là ! La consommation régulière de lait animal entraîne chez les enfants et chez les adultes des troubles ORL chroniques (otites, rhumes, sinusites à répétition) et des problèmes de peau (acné, psoriasis, eczéma).

Cependant, vous le savez, je suis naturo mais pas trop ! Selon moi, tout est une question d'équilibre. C'est la quantité qui fait le poison. Manger des yaourts tous les jours n'est pas recommandé. Savourer un petit morceau de fromage de temps en temps, c'est OK !

J'anticipe vos réflexions : si vous limitez les produits laitiers, vous n'allez pas manquer de calcium ! On en trouve dans les légumes verts, les amandes et fruits secs, les légumes crucifères (chou-fleur, brocolis), les graines de sésame et de lin, le persil, les légumineuses.

Quid du gluten ?

Ah ! Le gluten ! Il y a clairement une tendance autour du « sans gluten ». Du coup, il est un peu diabolisé et beaucoup de mes clientes se déclarent intolérantes sans avoir passé le moindre examen ou consulté de spécialistes.

La maladie cœliaque ou intolérance au gluten est une maladie intestinale chronique et auto-immune liée à l'ingestion de gluten formé à partir de la gliadine contenue dans certains produits céréaliers. En dehors des personnes cœliaques, tout le monde peut manger du gluten.

Encore une fois le problème, c'est la fréquence de consommation et aussi la qualité des produits. Malheureusement, le blé utilisé dans les produits non biologiques et transformés est de mauvaise qualité. Il est cultivé en étant arrosé d'engrais chimiques et pesticides qui entraînent des pathologies.

On fait donc attention à consommer du blé, de l'orge et du seigle de qualité et biologiques (attention, c'est pareil pour les dérivés : pâtes, pain, farines, semoule, boulgour, etc.).

L'idéal étant de ne pas consommer du gluten tous les jours et de varier avec d'autres céréales et tubercules : patates douces, quinoa, riz, millet, sarrasin...

Pourquoi ne faut-il pas grignoter ?

Le grignotage, c'est l'absorption quasi automatique d'aliments par petites quantités fractionnées, sans envie d'un aliment spécifique et même souvent sans faim. On passe dans la cuisine, on mange deux amandes. Puis on revient et on se tartine un petit morceau de pain. Puis on mange un fruit, une heure plus tard. Le grignotage a deux conséquences néfastes. La première est nutritionnelle. Le grignotage entraîne un surplus calorique quotidien qui peut entraîner une prise de poids.

Ensuite, il vient solliciter en permanence le système digestif qui n'est jamais au repos. Cela entraîne de la fatigue chronique, des problèmes de peau, des soucis digestifs, des troubles du sommeil. Le système immunitaire est affaibli et c'est la porte ouverte aux pathologies.

Les raisons du grignotage sont multiples : déséquilibre alimentaire, stress, fatigue, gourmandise, besoin de réconfort, carence en chrome, etc. Il convient de déterminer avec un professionnel de santé l'origine de vos grignotages pour vous aider à y mettre fin.

En attendant, pour lutter contre l'envie de grignoter :

Les huiles essentielles peuvent vous accompagner en cas de fringales. Sur un comprimé neutre (ça s'achète en pharmacie) on met :

- 1 goutte d'HE de cannelle de Chine (*cinnamomum cassia*)
- 1 goutte d'HE de camomille noble (*chamaemelum nobile*)
- 1 goutte d'HE de mandarine (*citrus reticulata*)

Ces huiles sont calmantes et apaisantes et passent l'envie de sucré.

Vous pouvez également les utiliser en inhalation (sur un mouchoir par exemple) ou en diffusion.

Une journée type

Petit déjeuner

Granola maison + lait végétal
Ou tartine + purée d'oléagineux + banane
Ou tartine + houmous + œuf
Infusion ou thé vert ou chicorée

Déjeuner

50 % : 1 portion de légume cuit

25 % : 1 féculent (par exemple : riz, pomme de terre, patate douce, riz, sarrasin, quinoa, millet)

25 % de protéines (volaille, poisson, œufs, 1 filet de tofu, tempeh, seitan, légumineuses)

1 cuillère à soupe d'huile d'olive ou de lin par repas et par personne

1 compote en dessert si besoin d'un dessert ou 1 yaourt végétal (et on ajoute un petit carré de chocolat noir si on veut !)

Collation (si besoin)

Fruits frais ou banane + oléagineux
(ou 1 part de gâteau fait maison !)
+ 1 infusion

Dîner

50 % : 1 portion de légume cuit

25 % : 1 féculent (par exemple : riz, pomme de terre, patate douce, riz, sarrasin, quinoa, millet)

25 % de protéines (volaille, poisson, œufs, 1 filet de tofu, tempeh, seitan, légumineuses)

1 cuillère à soupe d'huile d'olive ou de lin par repas et par personne

1 compote en dessert si besoin d'un dessert ou 1 yaourt végétal

Recettes

Je vous propose quelques recettes de cuisine déclinées par saison. Elles sont équilibrées (une protéine animale – œuf – ou végétale, un légume, un féculent), végétariennes et gourmandes. J'espère que ces recettes faciles et peu chronophages vous donneront le goût de passer aux fourneaux !

Les courses pour chaque recette sont indiquées pour deux personnes.

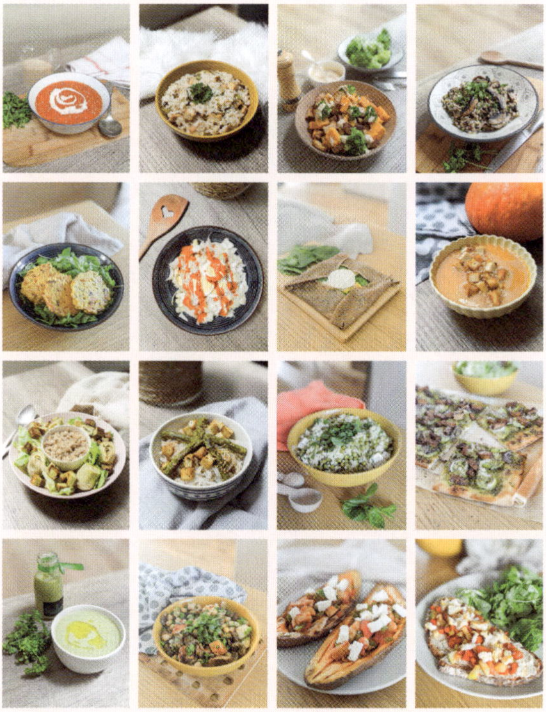

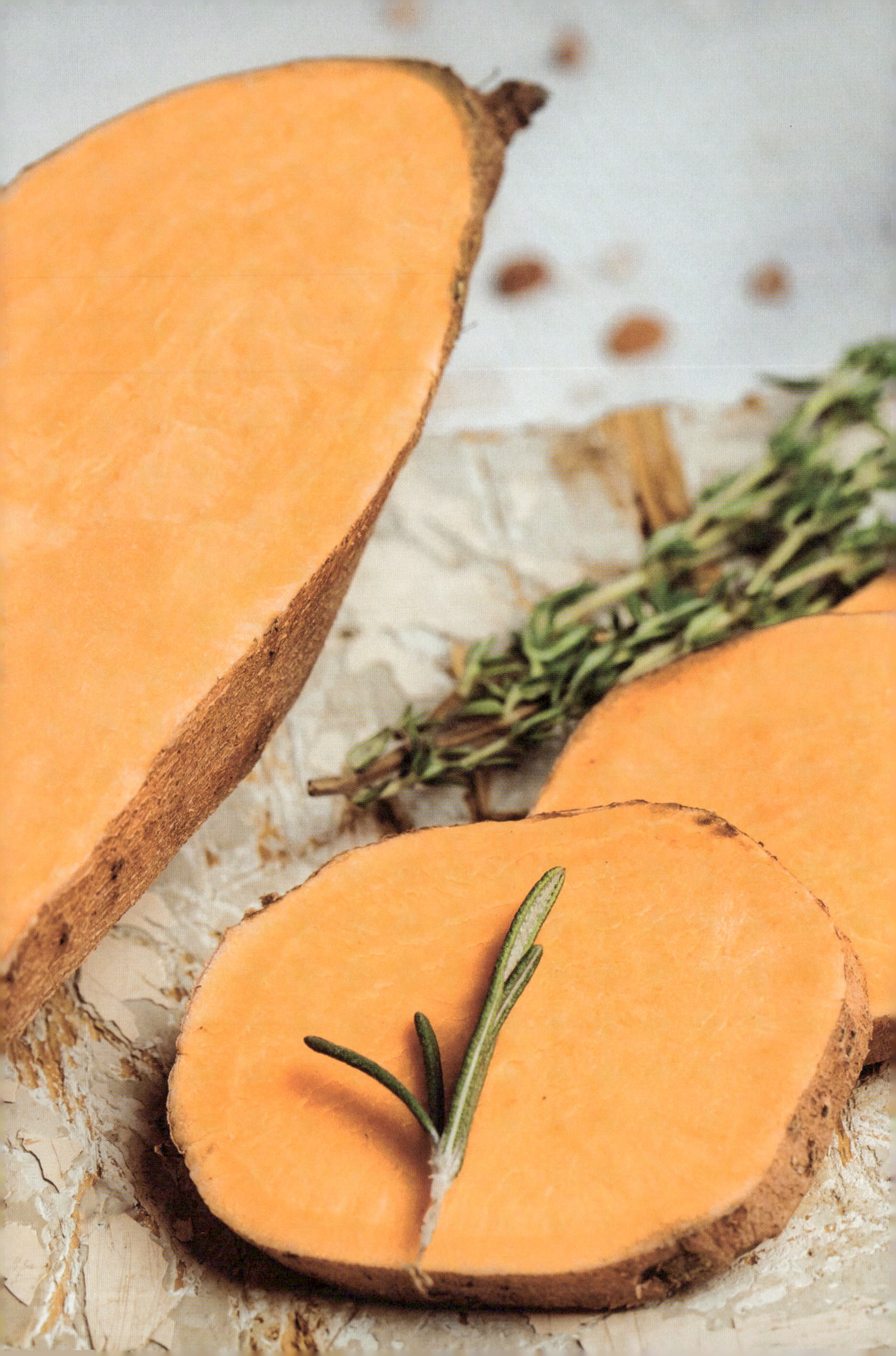

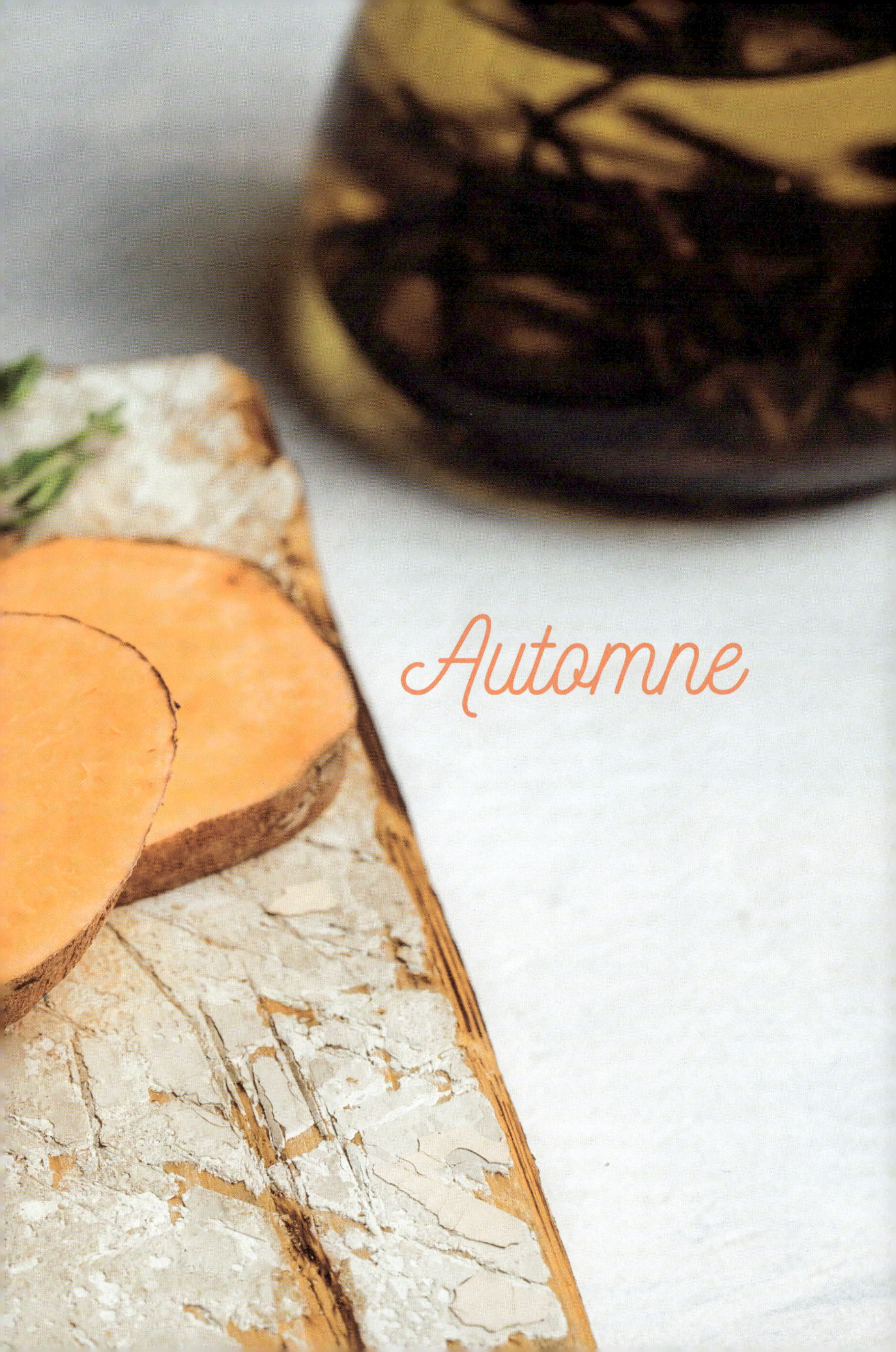

Automne

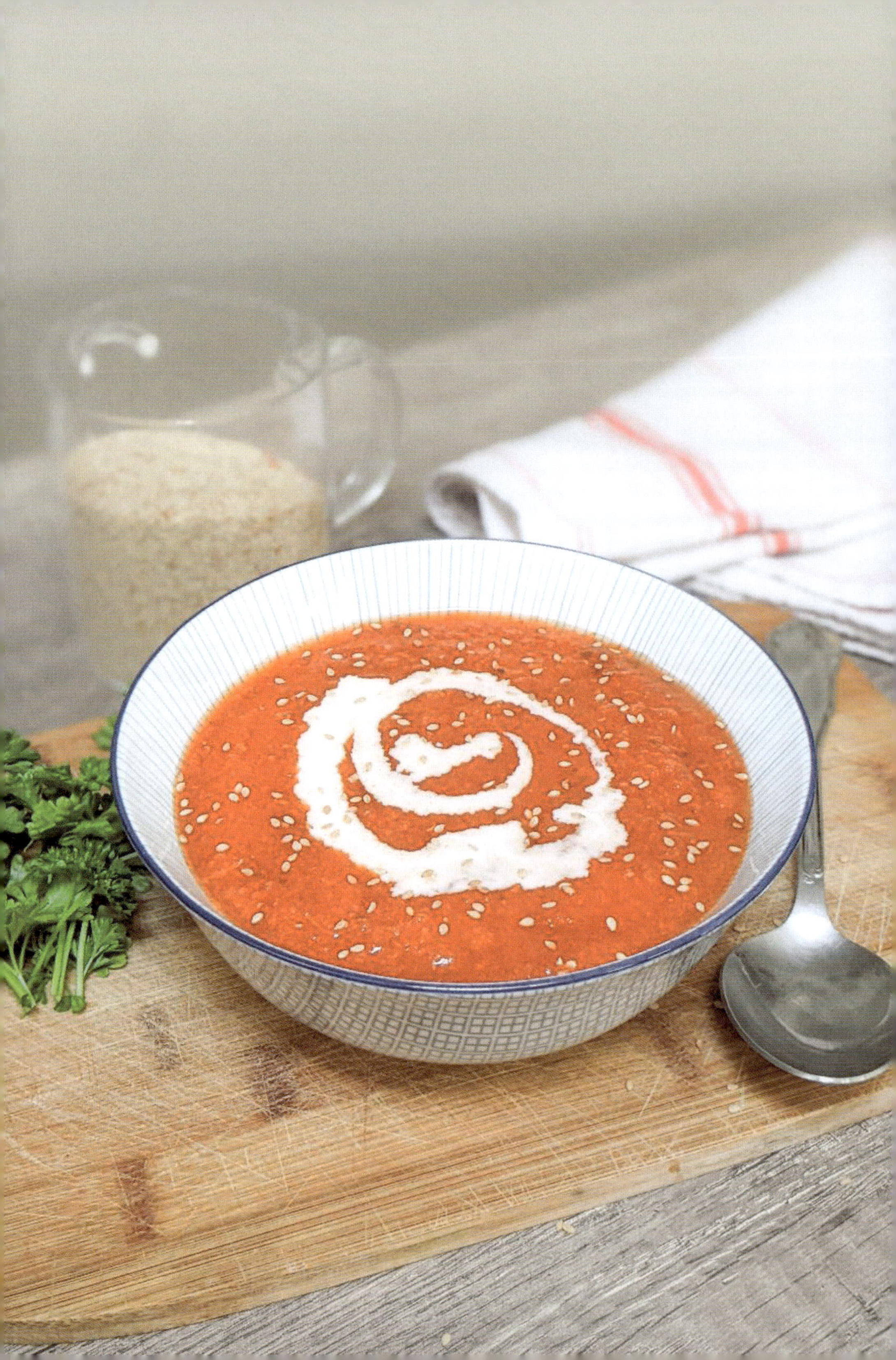

Soupe de lentilles et légumes

La liste des courses

3 cuillères à soupe de lentilles rouges
1 pomme de terre
1 oignon
2 carottes
1 cuillère à soupe de concentré de tomates

On passe en cuisine

Faire bouillir de l'eau et faire cuire les lentilles. Pendant ce temps, éplucher tous les légumes et les couper en dés.

Faire revenir les oignons pelés et émincés dans une casserole avec 1 filet d'huile. Ajouter le concentré de tomate, faire revenir et ajouter les légumes.

Mélanger 1 min puis ajouter environ 2 l d'eau. Saler et poivrer.

Ajouter les lentilles cuites et mixer le tout.

Servir avec une tartine avec un œuf au plat pour équilibrer !

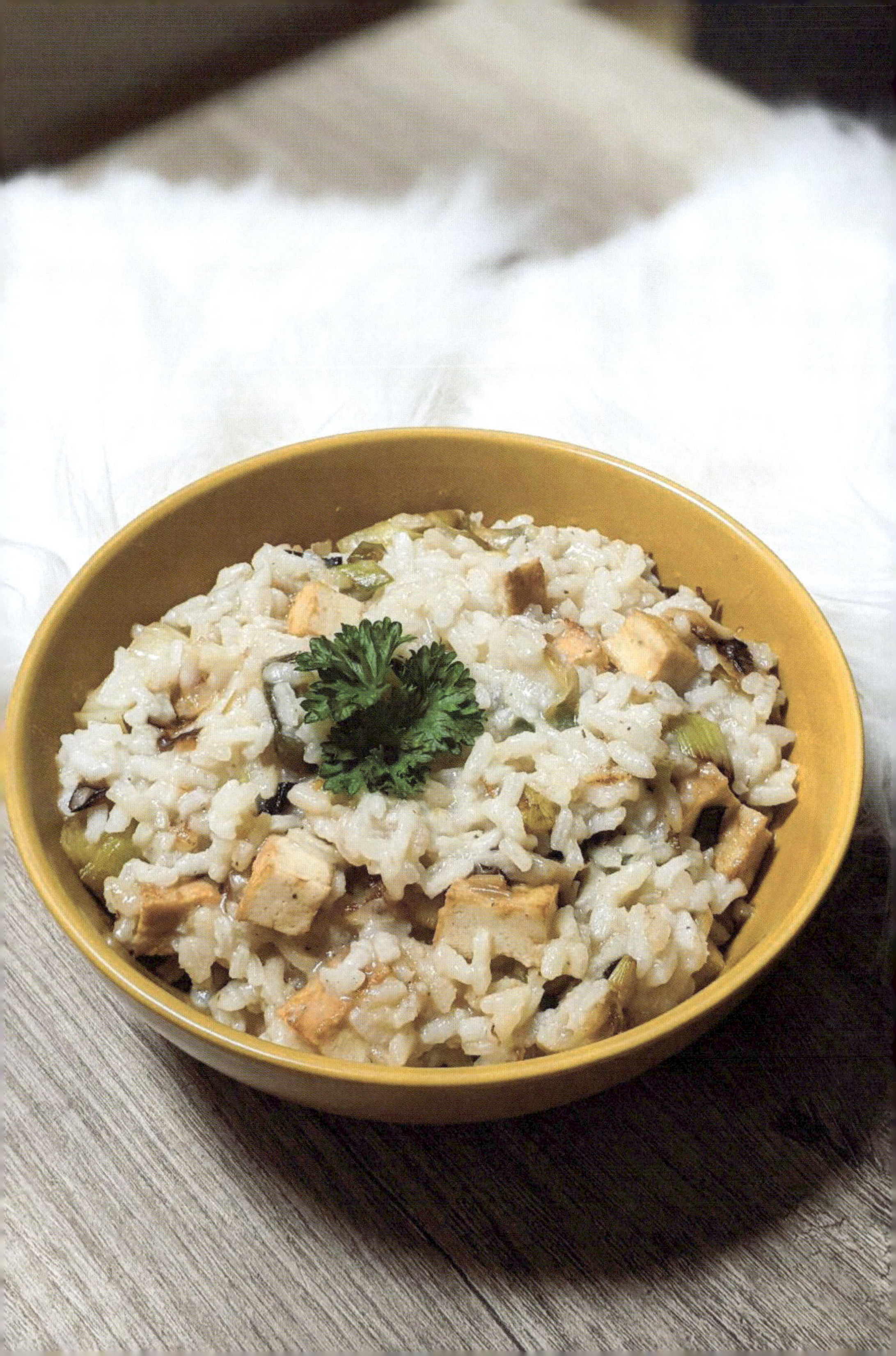

Risotto au paprika fumé, fondue de poireaux et dés de tofu

La liste des courses

140 g de riz pour risotto
2 poireaux
2 filets de tofu à la japonaise
150 cl de crème végétale
Huile d'olive

On passe en cuisine

Rincer le riz.

Nacrer les grains de riz, bien égouttés, dans un peu d'huile d'olive pendant quelques minutes puis ajouter un verre d'eau bouillante dans le riz. Couvrir et laisser cuire le riz pendant 30 minutes à petit bouillon en ajoutant de l'eau très régulièrement.

Pendant la cuisson du riz : Couper les poireaux en deux puis les recouper en tronçons. Lavez les poireaux soigneusement.

Faire fondre le beurre dans une casserole, ajouter les poireaux, mélanger, couvrir et faire cuire à feu très doux pendant 25 minutes environ, en remuant de temps en temps.

Couper le tofu en dés. Les faire revenir avec la fondue de poireaux.

Mélanger le riz, la fondue de poireaux et la crème végétale.

Dresser l'assiette, saler, poivrer.

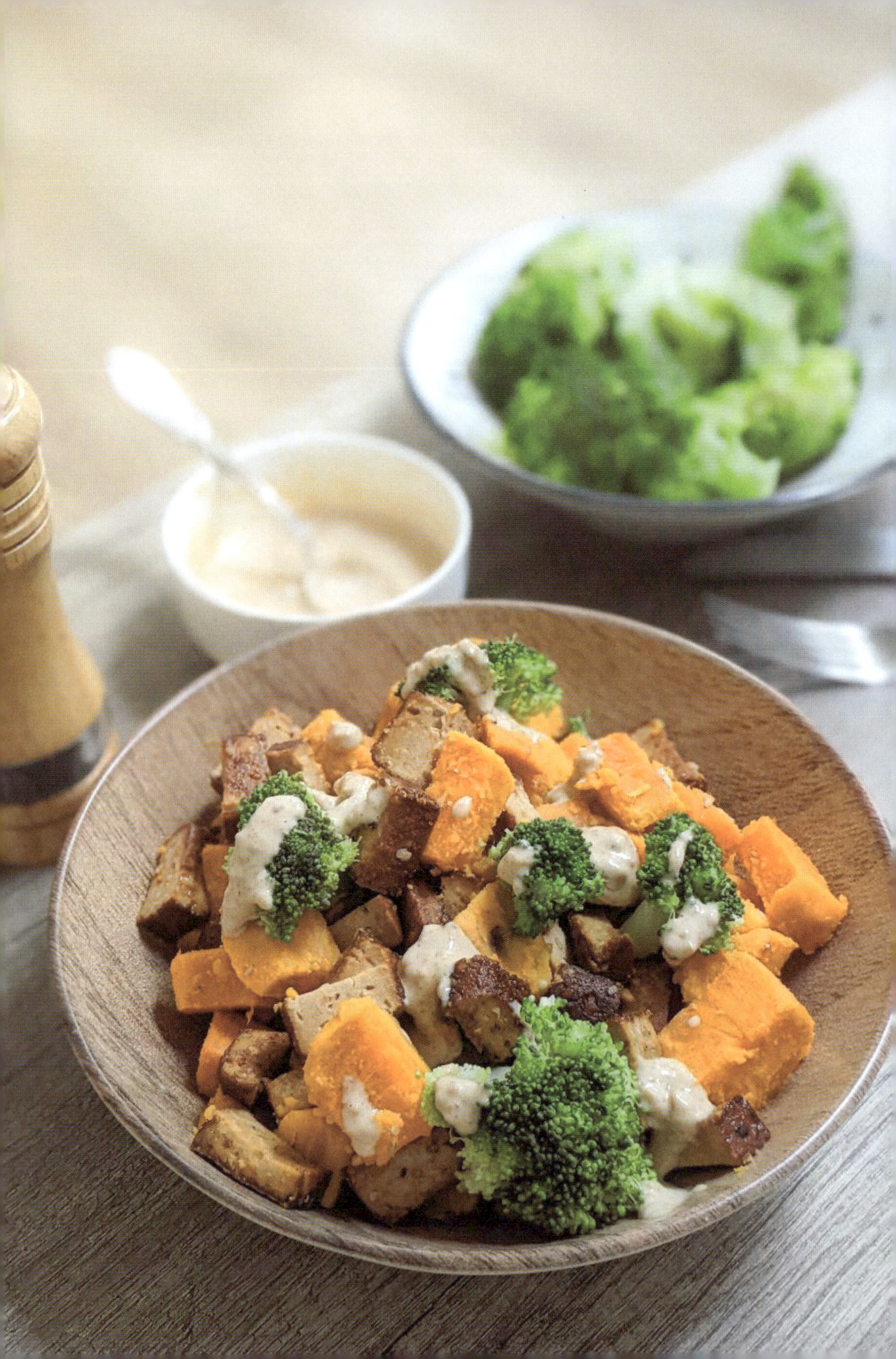

Dés de patate douce, brocolis, tofu fumé, sauce cacahuète

La liste des courses

1 grosse patate douce
1 brocoli
200g de tofu fumé
Purée de cacahuète
Crème d'avoine
Huile d'olive

On passe en cuisine

Éplucher et couper la patate douce en dés.

Faire cuire les dés de patate douce 15 minutes dans une casserole d'eau bouillante.

Couper le tofu fumé en dés et le faire revenir dans une poêle avec un filet d'huile d'olive. En fin de cuisson, ajouter les dés de patate douce pour les faire sauter 2 minutes.

Cuire les brocolis dans une casserole d'eau bouillante pendant 7 minutes.

Préparer la sauce : 2 cuillères à soupe de crème soja et 1 cuillère à soupe de purée de cacahuète. Saler, poivrer et mélanger.

Dresser : patates douces, brocoli, tofu et sauce cacahuète.

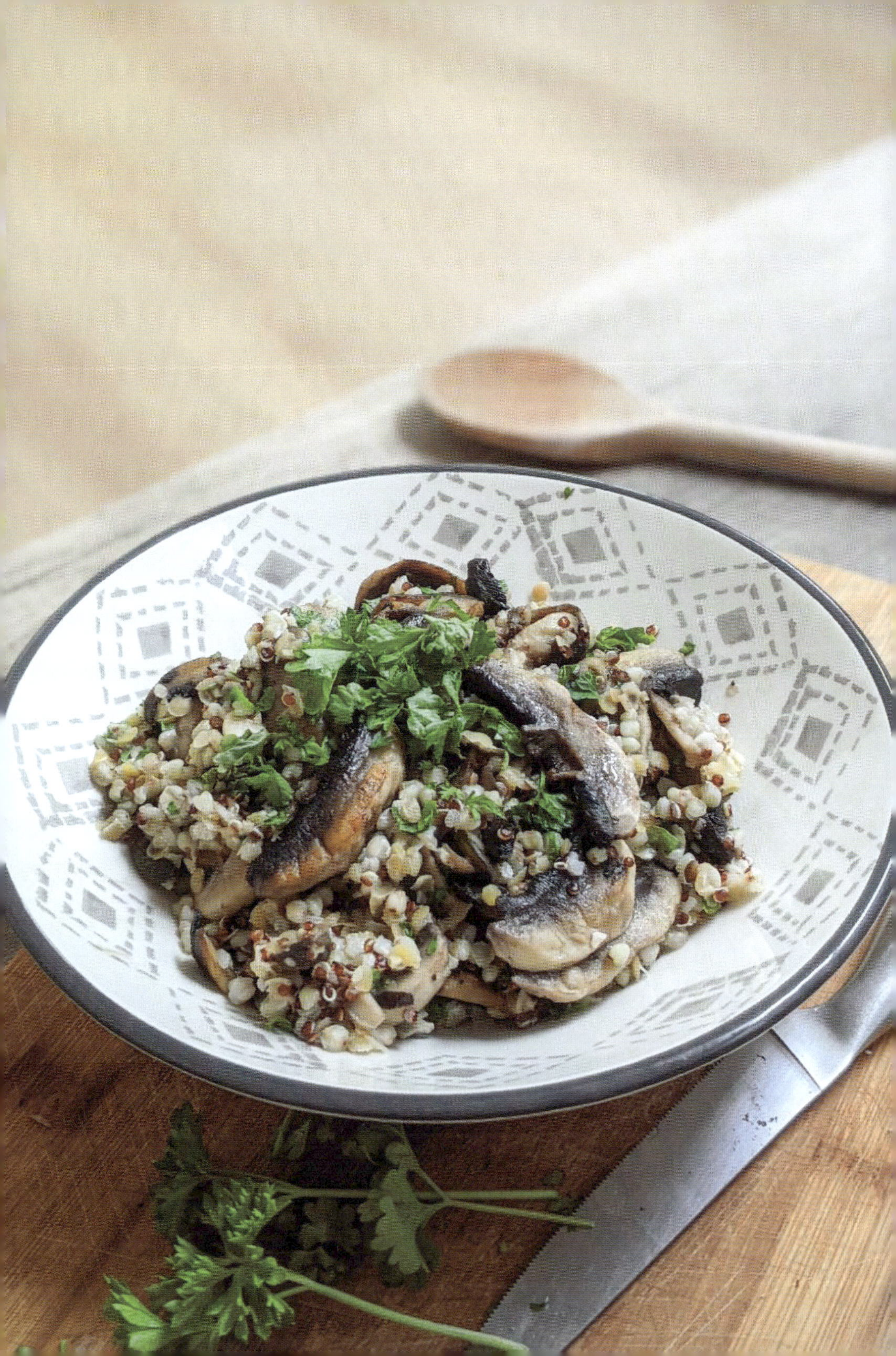

Sarrasin crémeux, lentilles sautées et champignons en persillade

La liste des courses

140 g de sarrasin
100 g de lentilles rouges
8 gros champignons de Paris
100 cl de crème végétale
Persil frais
Huile d'olive

On passe en cuisine

Faire bouillir l'eau légèrement salée à couvert. Quand l'eau bout, ajouter le sarrasin et les lentilles, remuer et couvrir.

Cuire 10 minutes puis égoutter.

Pendant ce temps, éplucher les champignons et les couper en lamelles. Faites revenir le tout 10 minutes dans une poêle bien chaude avec une cuillère d'huile d'olive.

Rincer et hacher le persil. Le rajouter dans la poêle.

Ajouter le sarrasin et les lentilles rouges, saler, poivrer et ajouter un filet d'huile d'olive et la crème végétale.

Servir bien chaud.

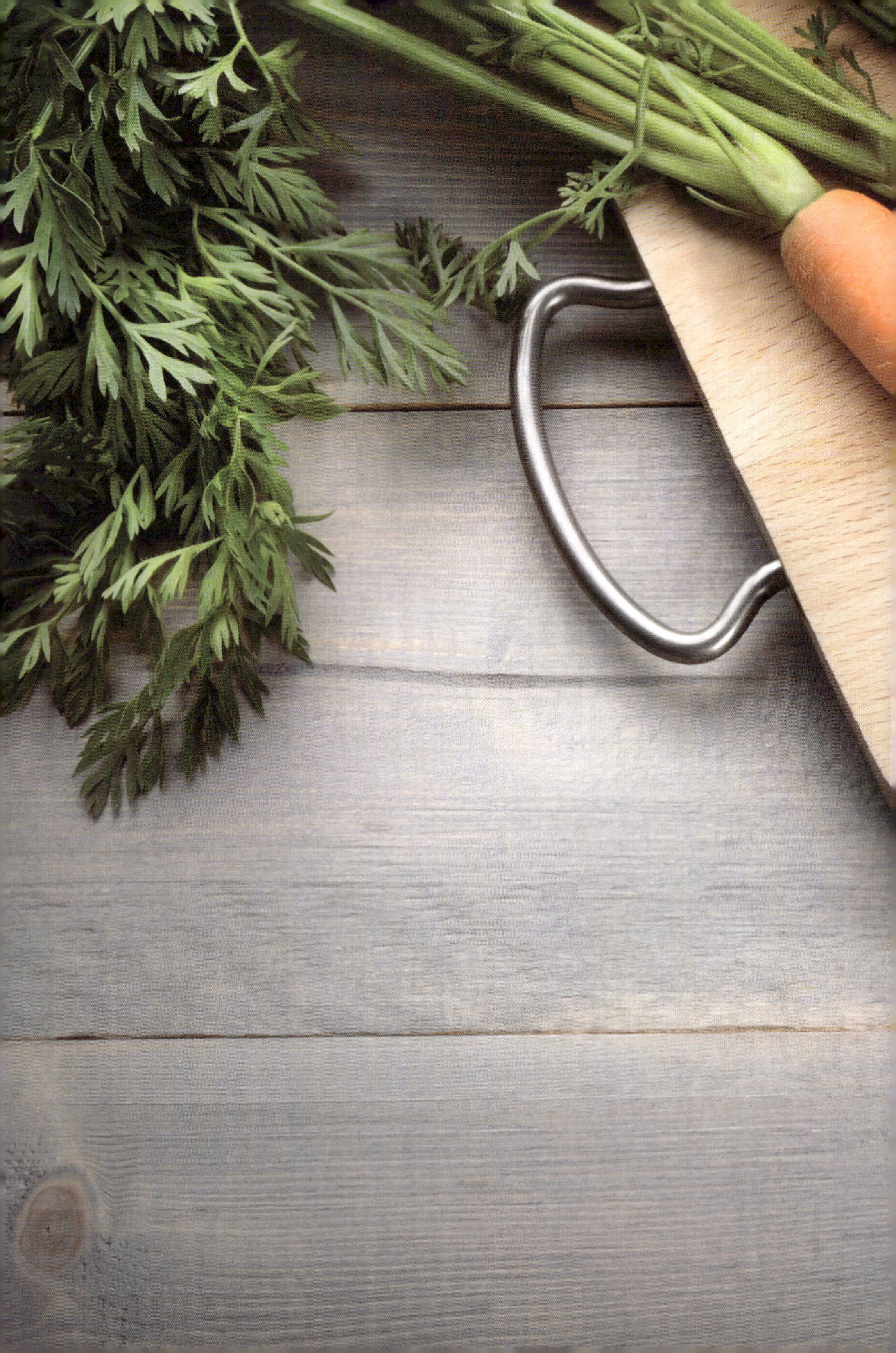

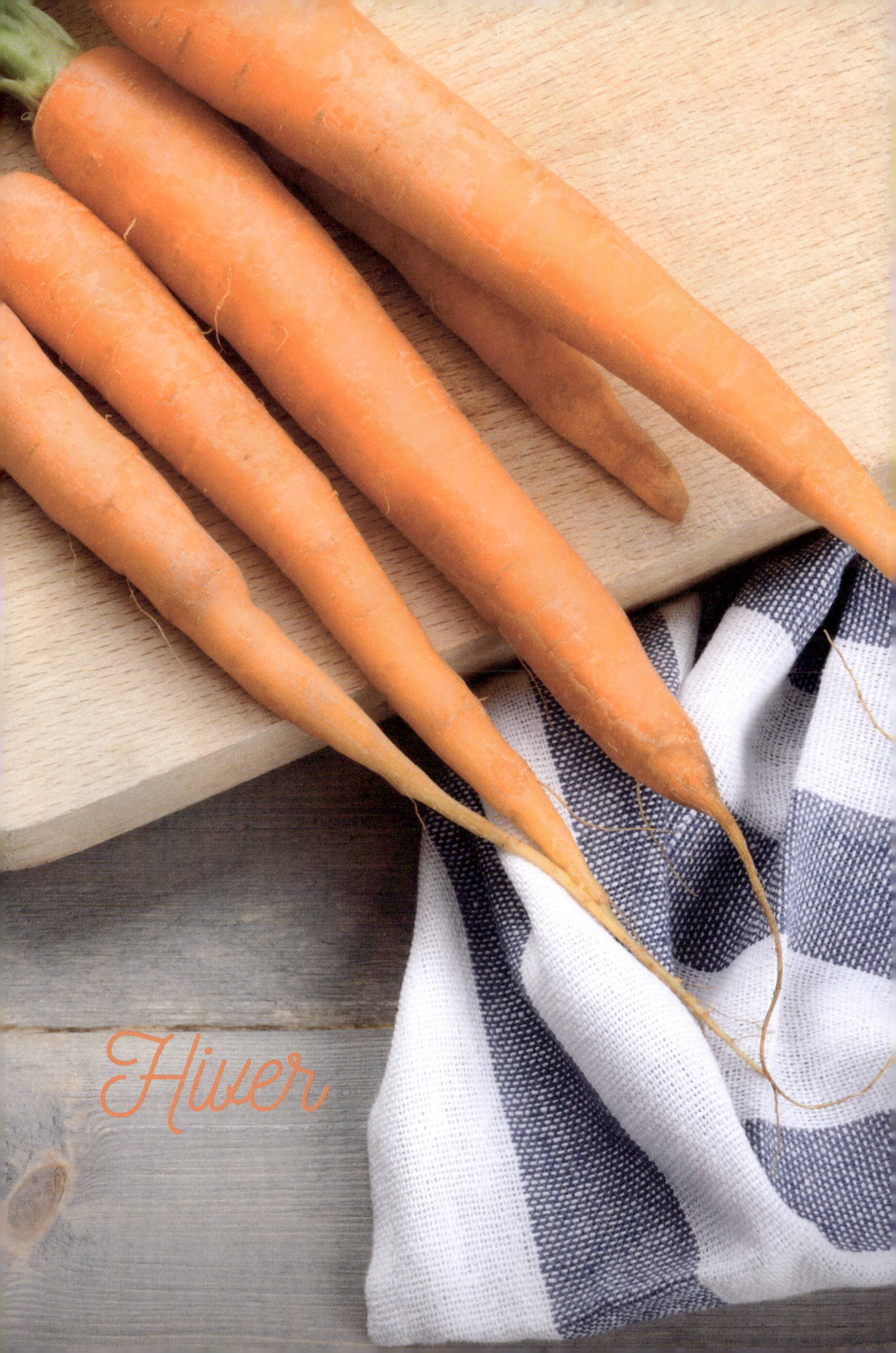
Hiver

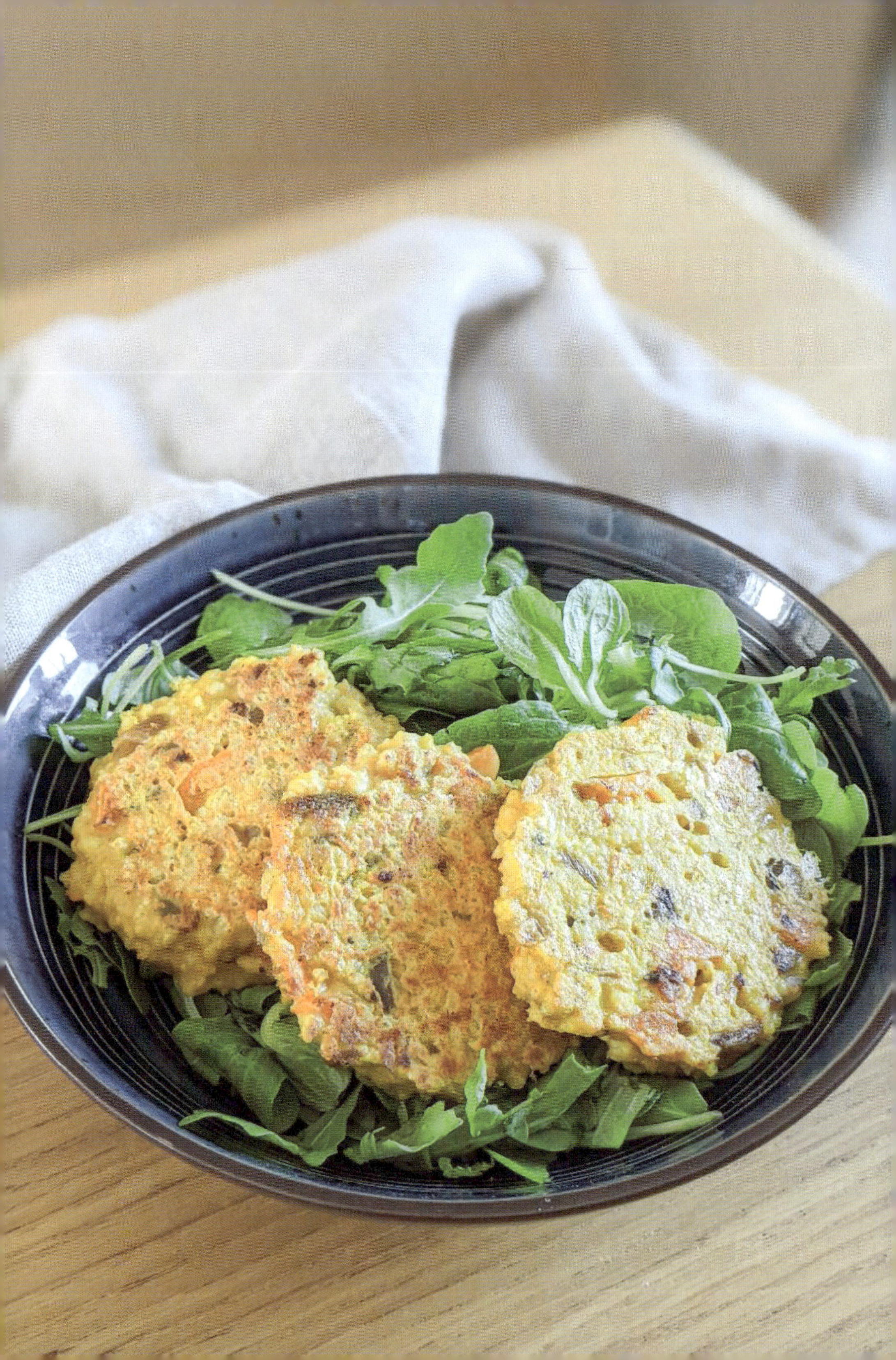

Galettes de millet et carottes au curcuma

La liste des courses

1 œuf
1 oignon
2 CS de crème soja
60 g de millet
1 grosse carotte
Curcuma
2 CS de farine
Huile d'olive

On passe en cuisine

Cuire le millet 15-20 minutes dans une casserole d'eau bouillante et bien égoutter.

Râper finement les carottes, émincer l'oignon et faire revenir le tout dans un peu d'huile d'olive avec sel, poivre et une pincée de curcuma.

Dans un saladier mélanger l'œuf, la farine et la crème soja.

Assaisonner avec du sel, du poivre et du curcuma.

Ajouter les carottes et le quinoa.

Former des galettes. Huiler légèrement la poêle bien chaude et disposer dessus la préparation.

Laisser bien cuire la première face (environ 2-3 min sur feu moyen), puis retourner d'un geste sûr et laisser dorer 2 minutes. Servir avec une salade.

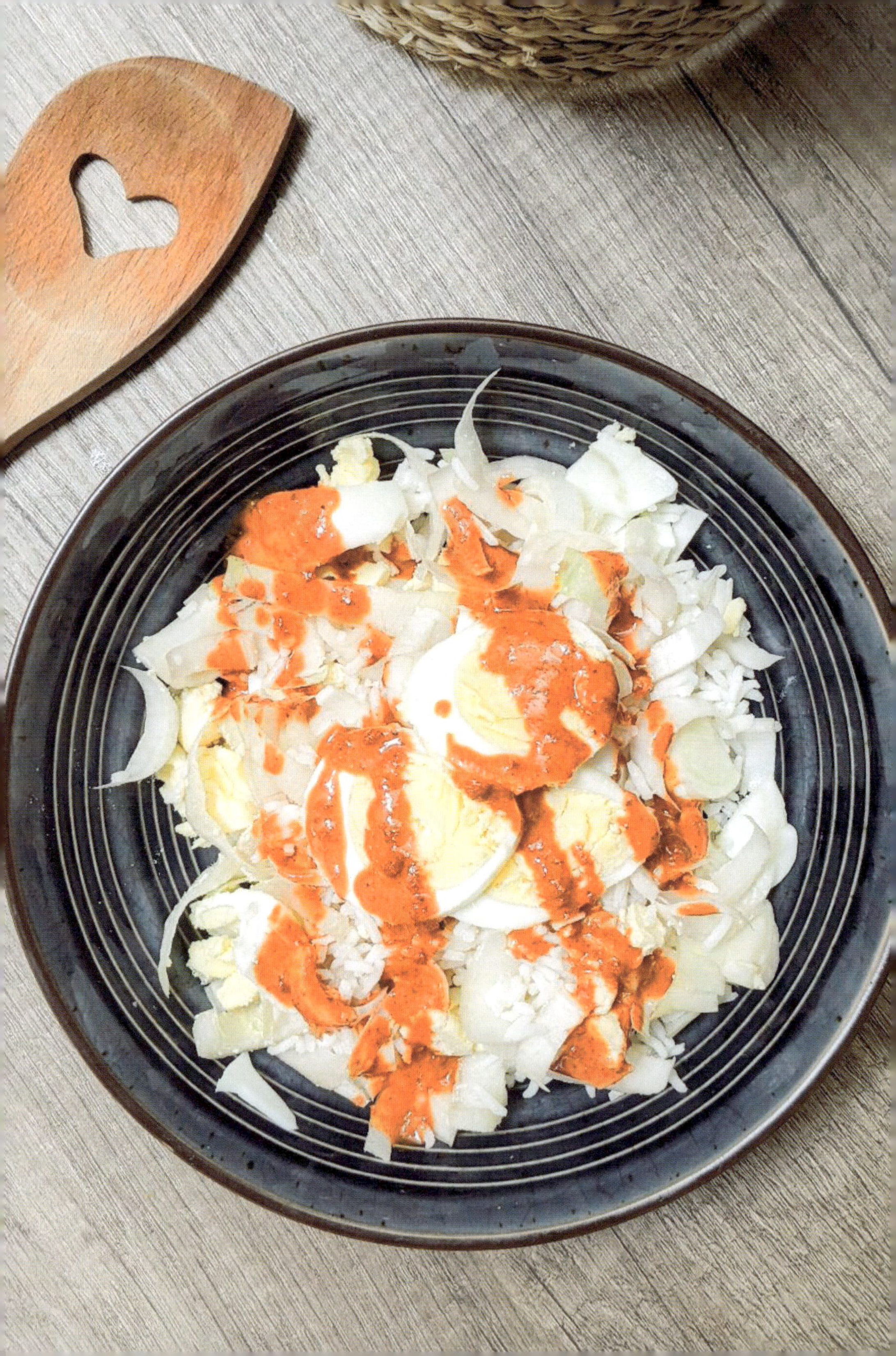

Salade tiède d'endives, riz et œuf dur

La liste des courses

2 endives
140 g de riz
4 œufs
Crème soja
Paprika fumé

On passe en cuisine

Compter 2 volumes d'eau pour un volume de riz. Verser l'eau dans une grande casserole. Ajoutez une pincée de gros sel et portez à ébullition sur feu vif. Verser les grains de riz et faire cuire à couvert et à feu doux pendant 10 à 20 minutes selon les indications du paquet de riz.

Couper les endives en rondelles.

Plonger les œufs délicatement dans une casserole d'eau bouillante et cuire à frémissements pendant 9-10 minutes

Dans un saladier, mélanger le riz égoutté, les lamelles d'endives et les œufs coupés en dés.

Servir avec une sauce soja assaisonnée avec 1 cuillère à café rase de paprika fumé, du sel et du poivre.

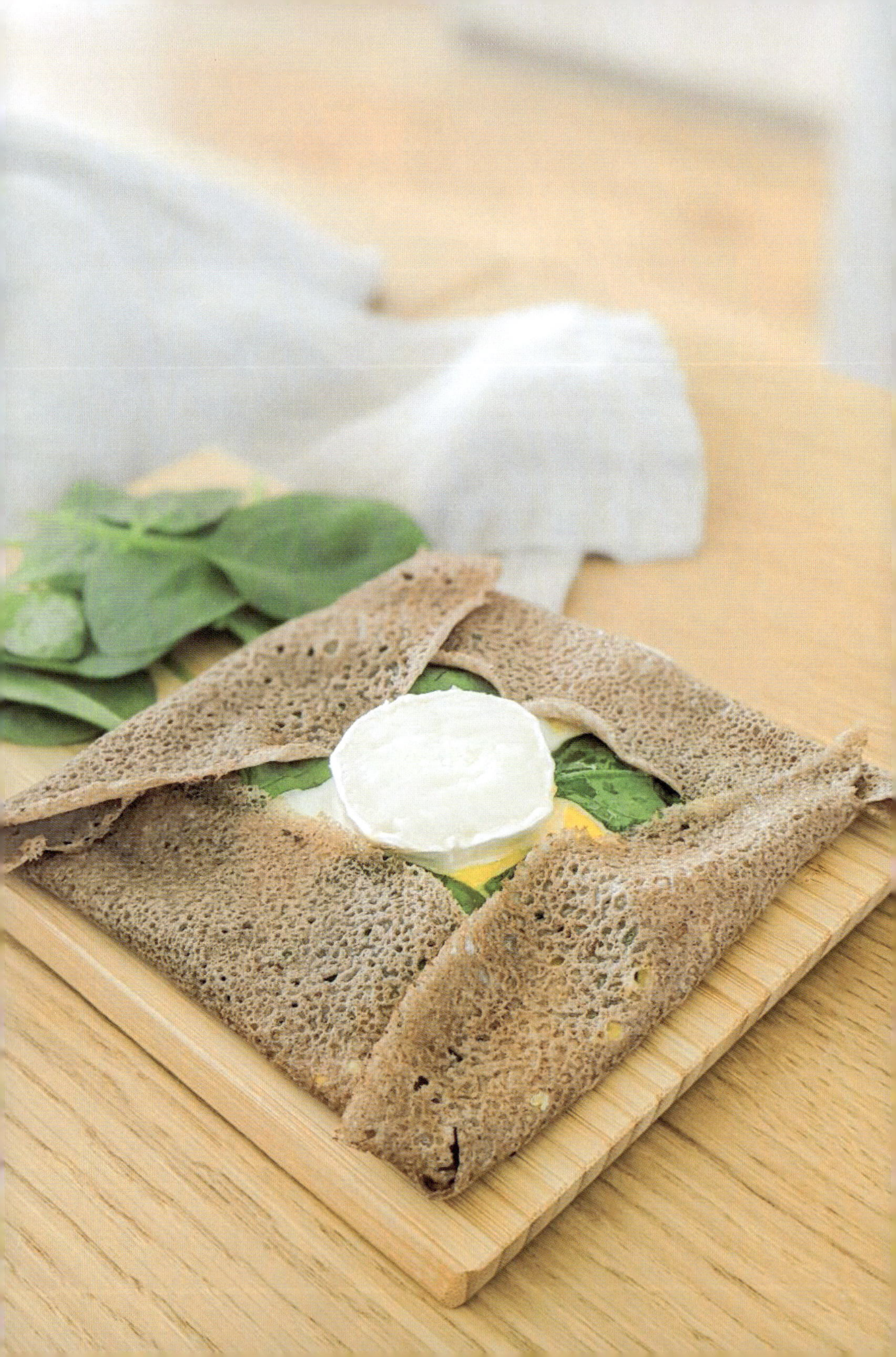

Crêpe de sarrasin, œuf, épinard et chèvre

La liste des courses

2 galettes de sarrasin par personne
2 œufs
Épinards frais
50 g de fromage de chèvre (sans lactose de préférence)

On passe en cuisine

Dans une poêle bien chaude et légèrement huilée, déposer la galette de sarrasin.

Casser l'œuf au milieu de la poêle et assaisonner avec du sel et du poivre.

Quand il commence à blanchir, ajouter le chèvre coupé en dés et une poignée de feuilles d'épinard.

Quand le blanc d'œuf est cuit et le jaune encore coulant : retirer la poêle du feu et plier en quatre.

Servir avec une grosse salade de feuilles d'épinards vinaigrée.

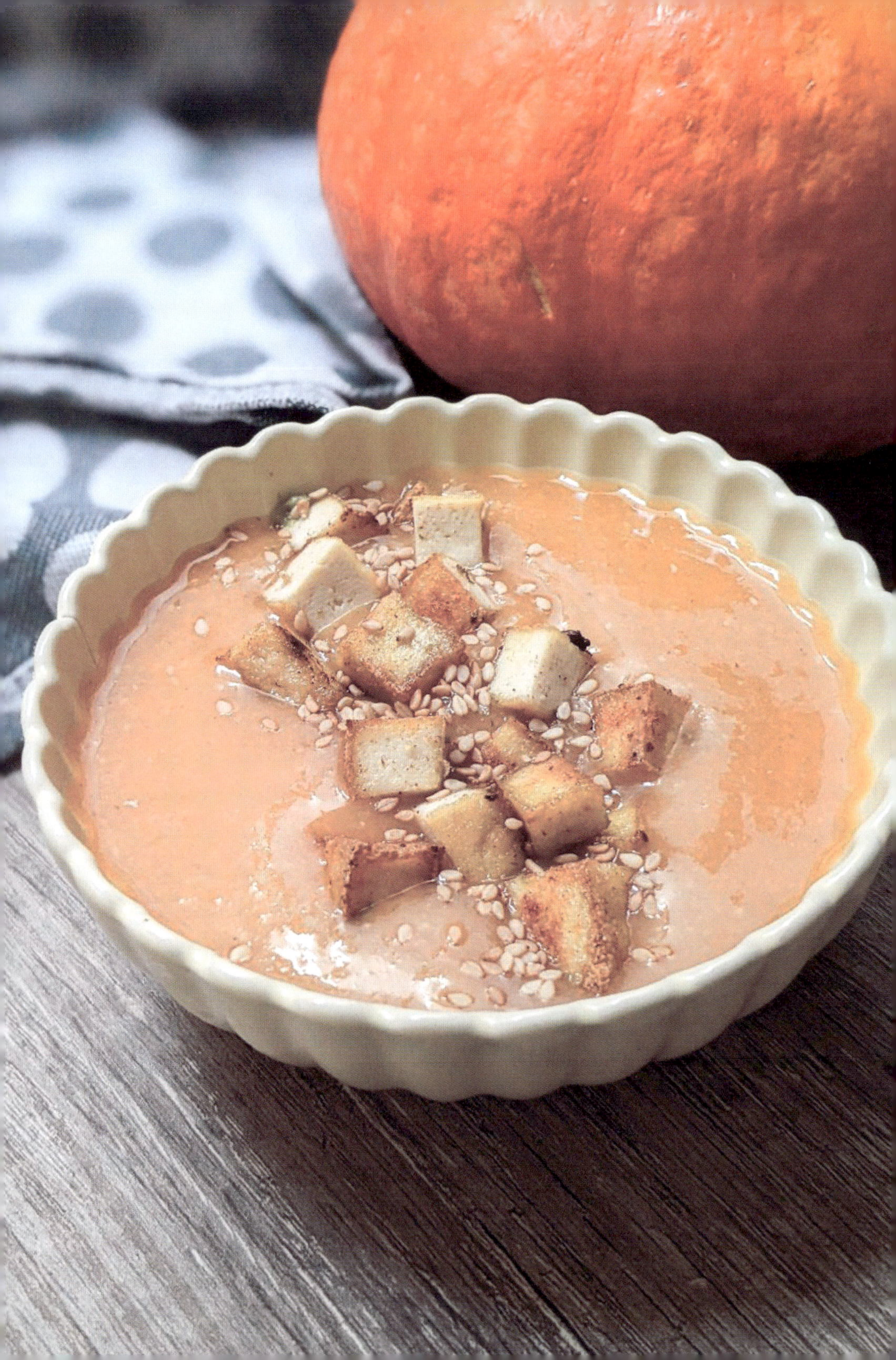

Soupe de potimarron

La liste des courses

2 pommes de terre
1 oignon
3 CS de crème végétale
1 pincée de muscade
1 potimarron
1 tofu à la japonaise

On passe en cuisine

Enlever l'écorce et les pépins du potimarron puis couper la chair en gros morceaux.

Éplucher les pommes de terre puis les couper en gros morceaux.

Faire revenir l'oignon haché dans un peu d'huile d'olive à feu doux dans une cocotte.

Ajouter les pommes de terre et le potimarron, faire revenir 5 min. Couvrir le tout d'eau, ajouter la muscade, le sel, et laisser mijoter environ 30 min à feu doux.

Lorsque les légumes sont cuits, mixer votre préparation.

Vérifier l'assaisonnement, saler, poivrer selon votre goût puis ajouter la crème végétale et laisser mijoter encore 2 ou 3 min.

Servir avec les dés de tofu poêlés.

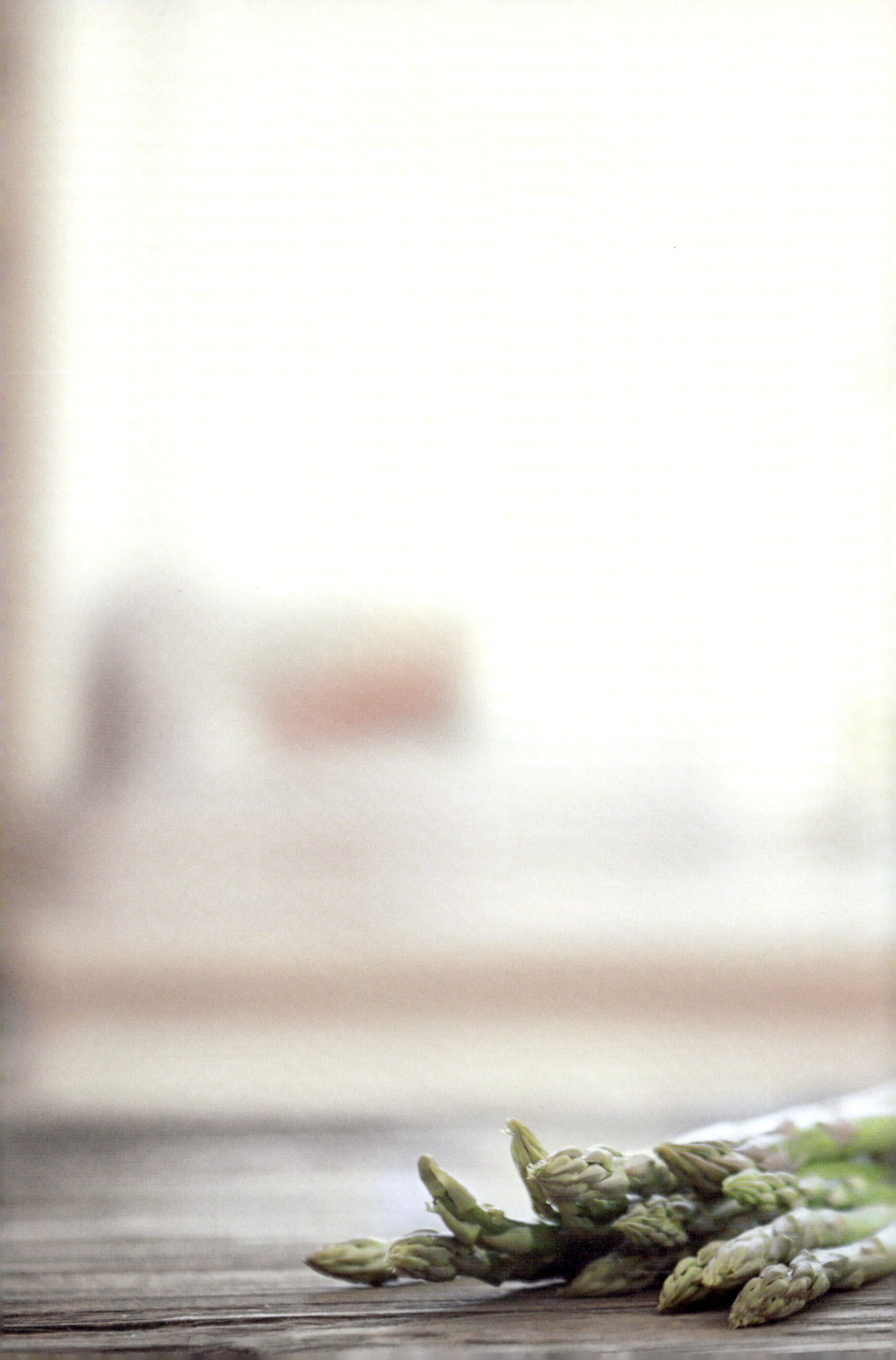

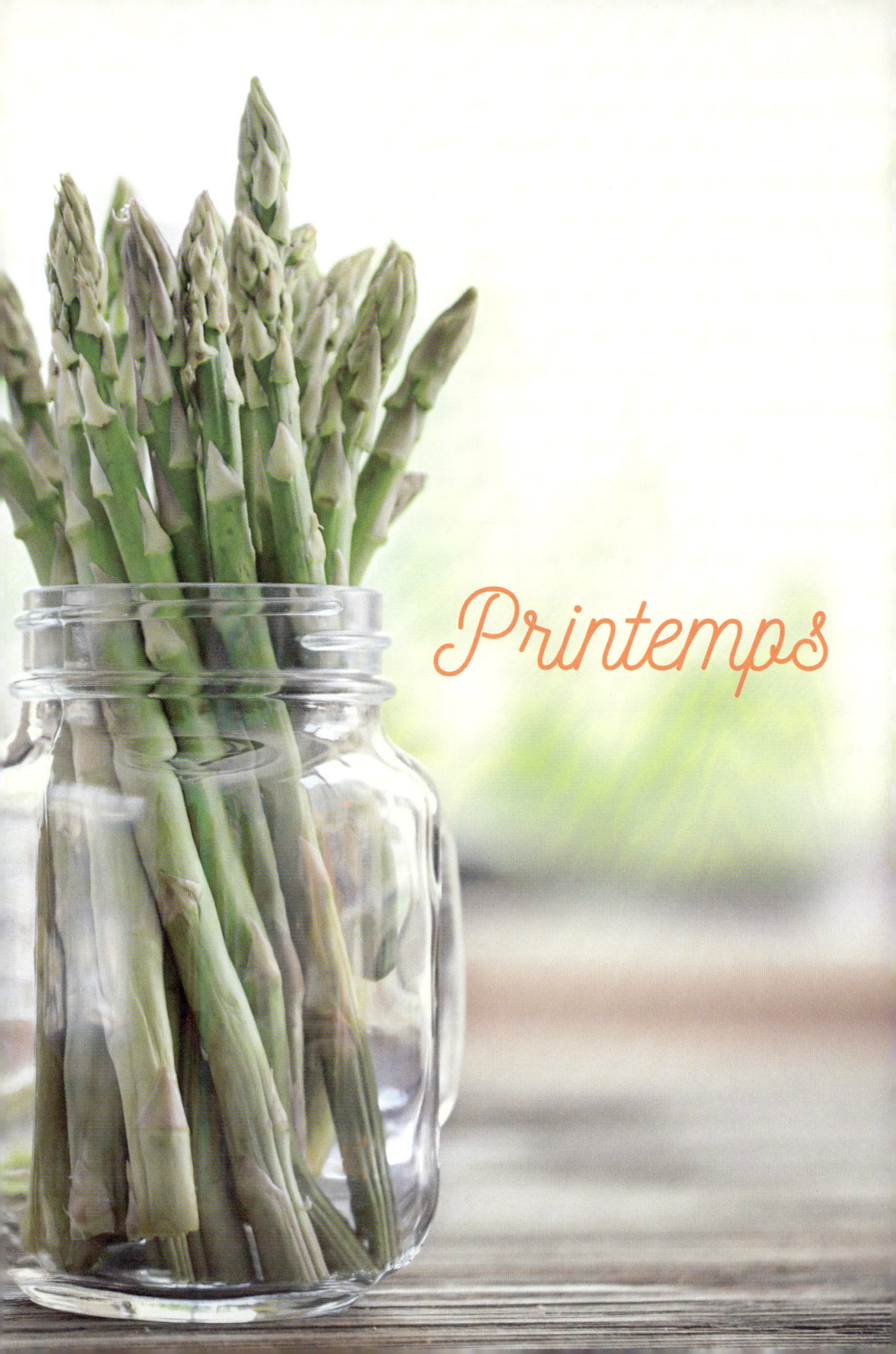

Printemps

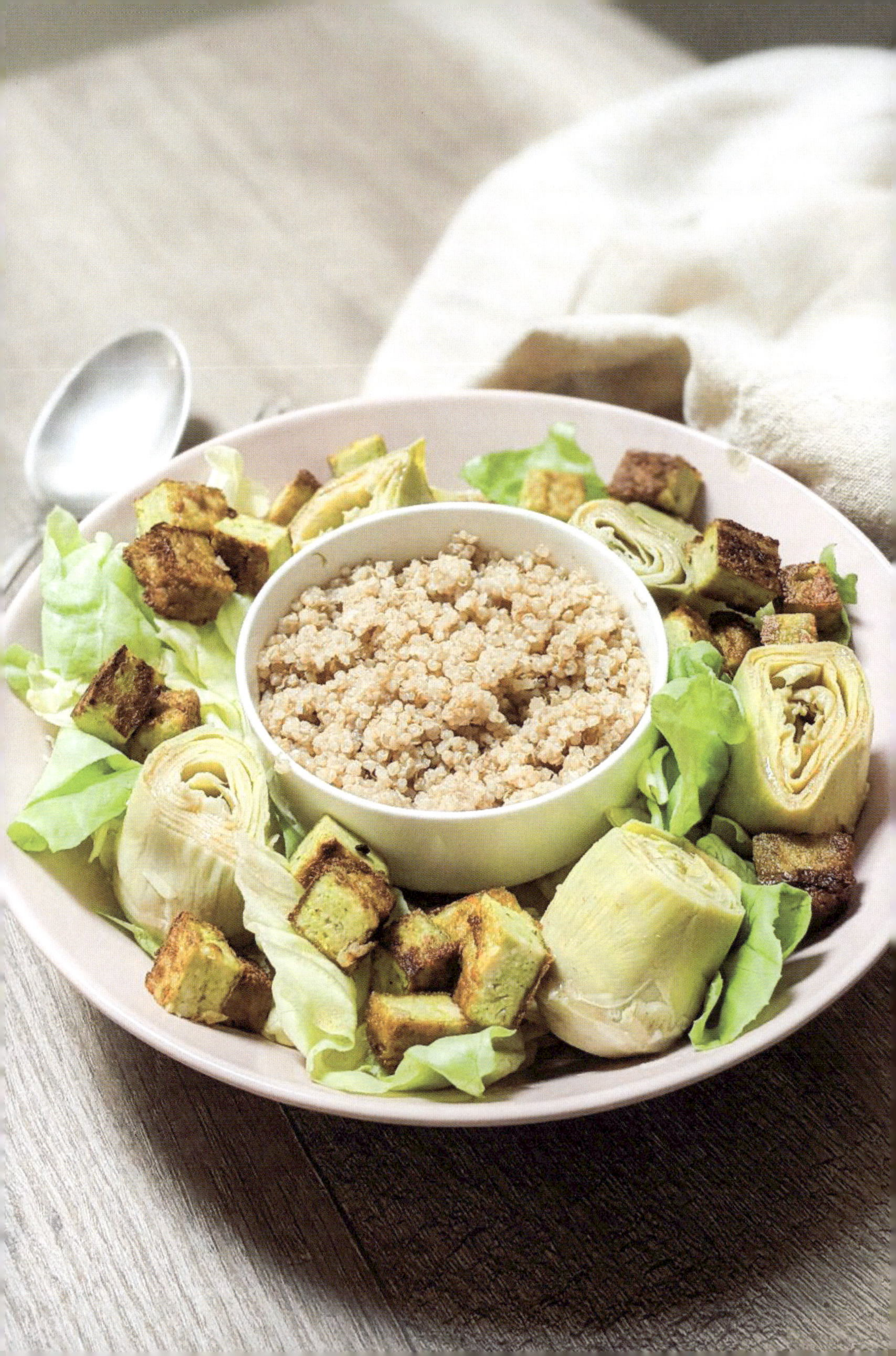

Salade de quinoa, cœurs d'artichaut, laitue et tofu à l'ail des ours

La liste des courses

1 boîte de cœurs d'artichaut (240 g)
100 g de quinoa
1 laitue
2 tofus à l'ail des ours

On passe en cuisine

Cuire le quinoa selon le temps de cuisson indiqué sur le sachet (en général il faut 10 à 15 minutes) puis égoutter.

Égoutter la boîte de cœurs d'artichaut.

Rincer la laitue.

Dans une poêle bien chaude, dorer le tofu coupé en dés avec un filet d'huile d'olive.

Dresser la salade : laitue, quinoa, œuf d'artichaut, tofu et assaisonner avec une vinaigrette (huile d'olive, vinaigre balsamique, sel, poivre).

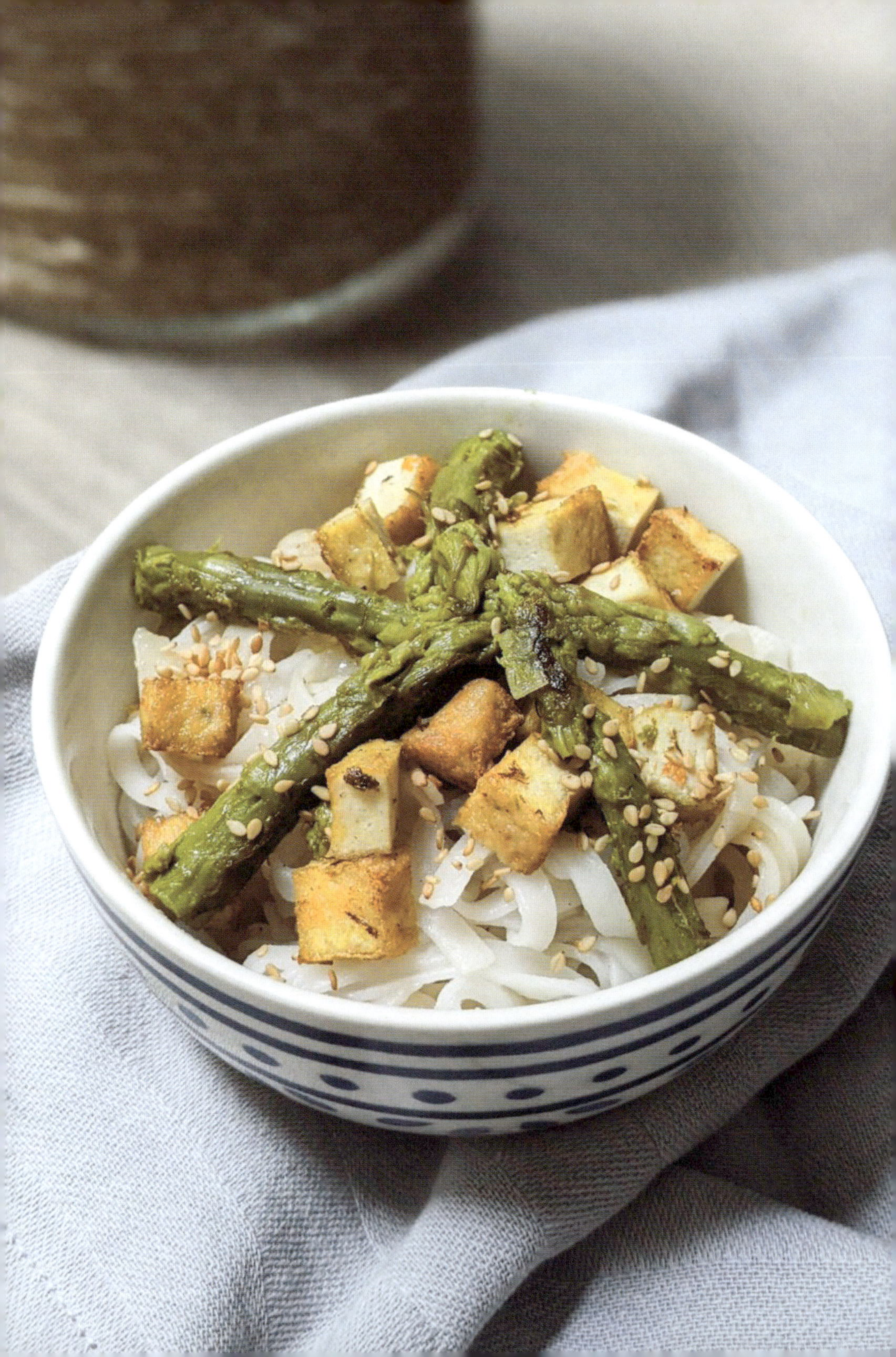

Wok d'asperges vertes au sésame, tofu, nouilles de riz

La liste des courses

400 g d'asperges
Huile d'olive
Huile de sésame
Graines de sésame
Tofu à la japonaise
Sauce soja salée
200 g de nouilles de riz

On passe en cuisine

Rincer les asperges puis rafraîchir au besoin la coupe du talon.

Les tailler finement en rondelles en conservant les têtes entières.

Dans un wok ou une grande sauteuse, mettre l'huile d'olive à chauffer puis y verser les asperges taillées. Saler.

Faire cuire les asperges environ 10 min en remuant régulièrement.

Ajouter le tofu coupé en dés à mi-cuisson.

Parsemer en fin de cuisson de graines de sésame et parfumer d'un trait d'huile de sésame avant de servir.

Pendant la cuisson des asperges, faire cuire les nouilles de riz dans une casserole d'eau bouillante selon la cuisson indiquée sur le sachet.

Ajouter les nouilles de riz dans le wok, avec un filet de sauce soja salée, mélanger et servir.

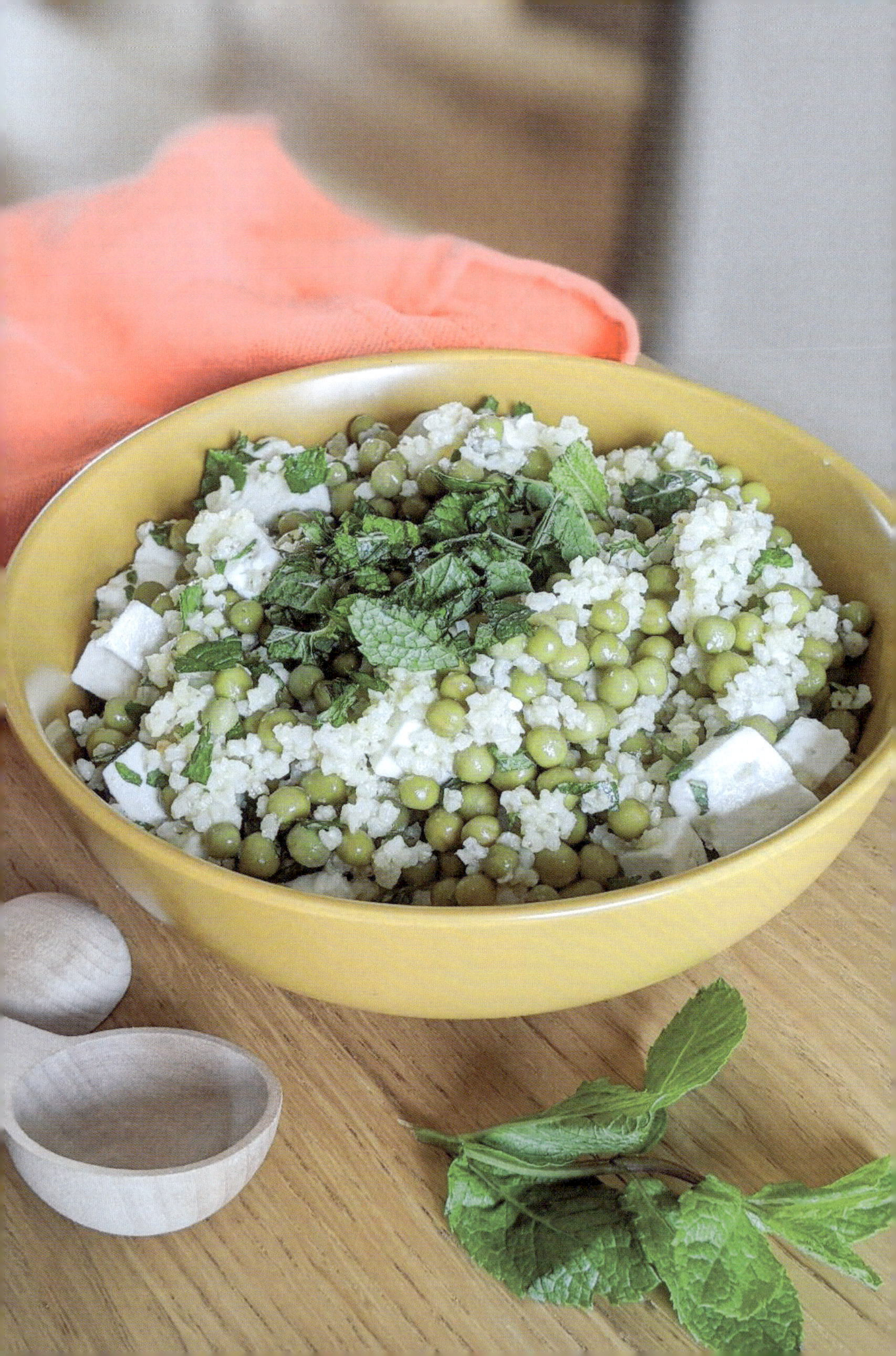

Salade de millet, petits pois, feta et menthe fraîche

La liste des courses

100 g de millet
280 g de petits pois
200 g de feta sans lactose
Un gros bouquet de menthe fraîche

On passe en cuisine

Faire bouillir l'eau légèrement salée à couvert. Quand l'eau bout, ajouter le millet, remuer et couvrir pour 15 à 20 minutes.

Égoutter et laisser refroidir hors du feu.

Rincer et égoutter les petits pois. Les verser dans un grand saladier.

Couper la feta en dés.

Hacher finement la menthe.

Mélanger tous les ingrédients et servir bien frais avec une vinaigrette (huile d'olive, vinaigre balsamique, sel, poivre).

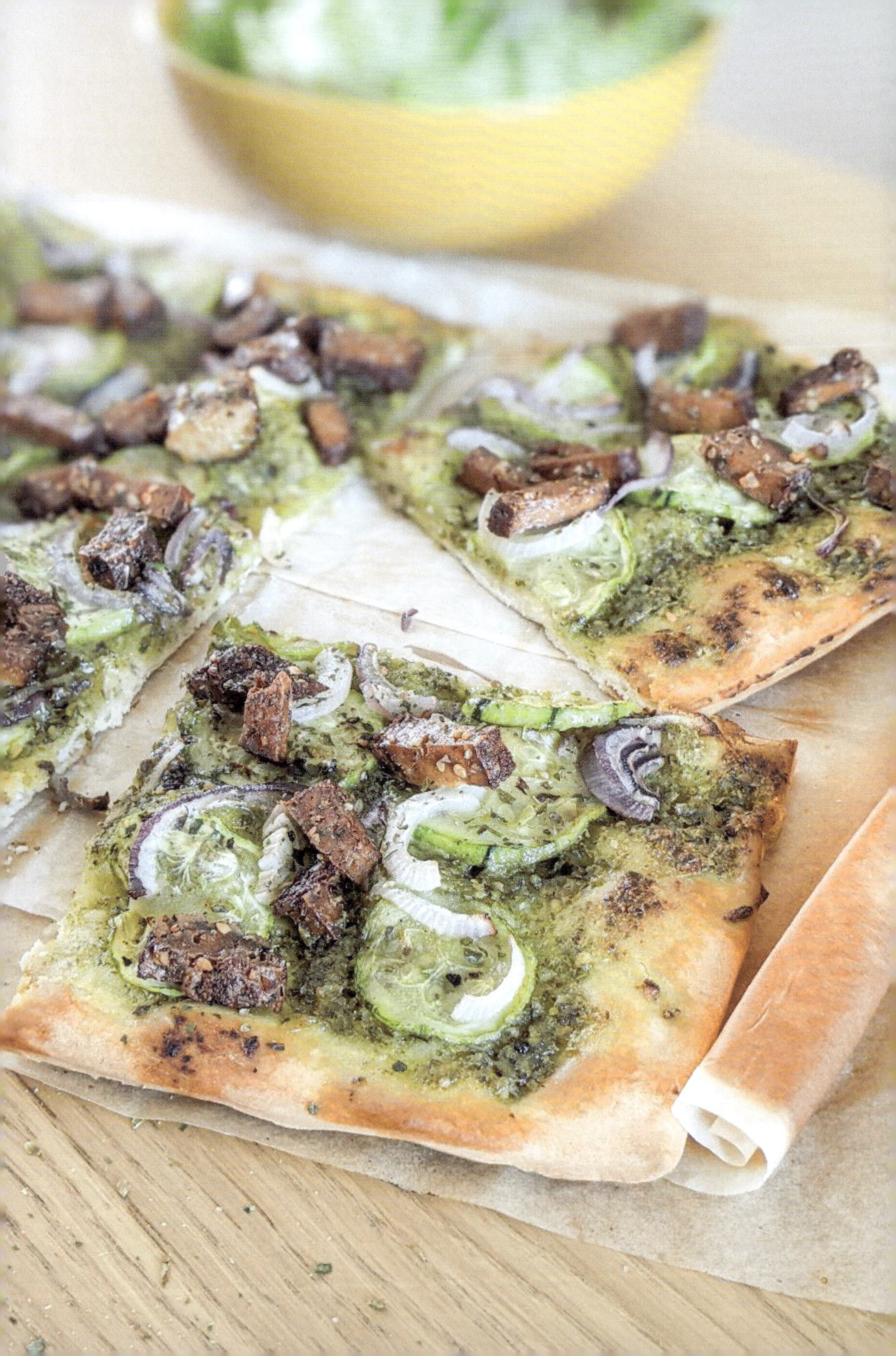

Pizza pesto courgette et dés de tofu fumé

La liste des courses

1 pâte à pizza
1 petit bocal de pesto
1 grosse courgette
100 g de tofu fumé
1 oignon rouge
Origan

On passe en cuisine

Préchauffer le four à 220 degrés.

Laver la courgette et la couper en très fines rondelles.

Éplucher et couper l'oignon en fines rondelles.

Faire dorer les courgettes et l'oignon 10 minutes dans une poêle avec un filet d'huile d'olive.

Recouvrir la plaque de cuisson d'une feuille de papier sulfurisé.

Déposer la pâte à pizza.

Badigeonner la pâte d'une couche de pesto.

Déposer les rondelles de courgettes et le tofu coupé en dés.

Ajouter de l'origan, du sel et du poivre à votre convenance.

Enfourner 15 minutes à 220 degrés.

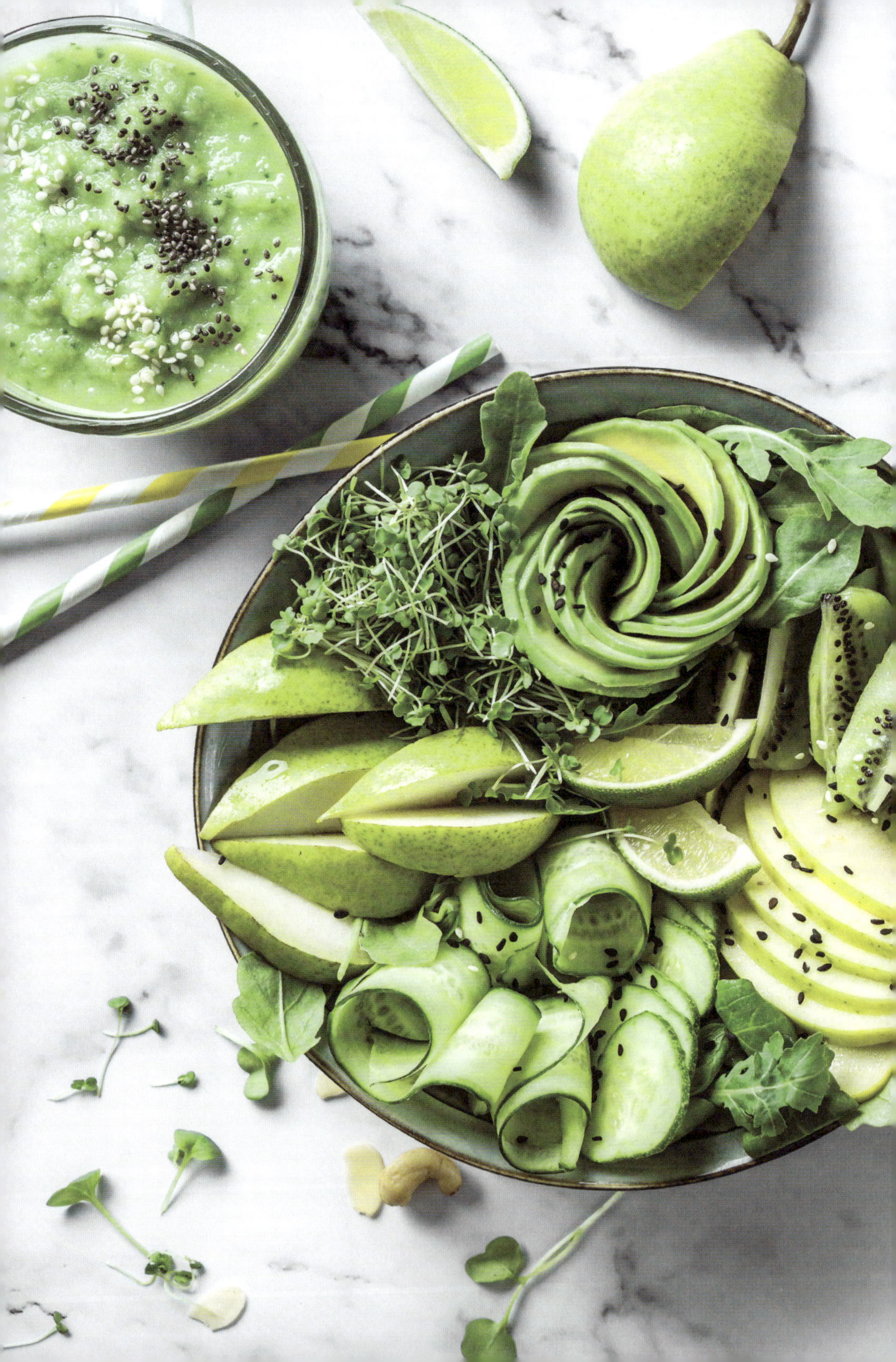

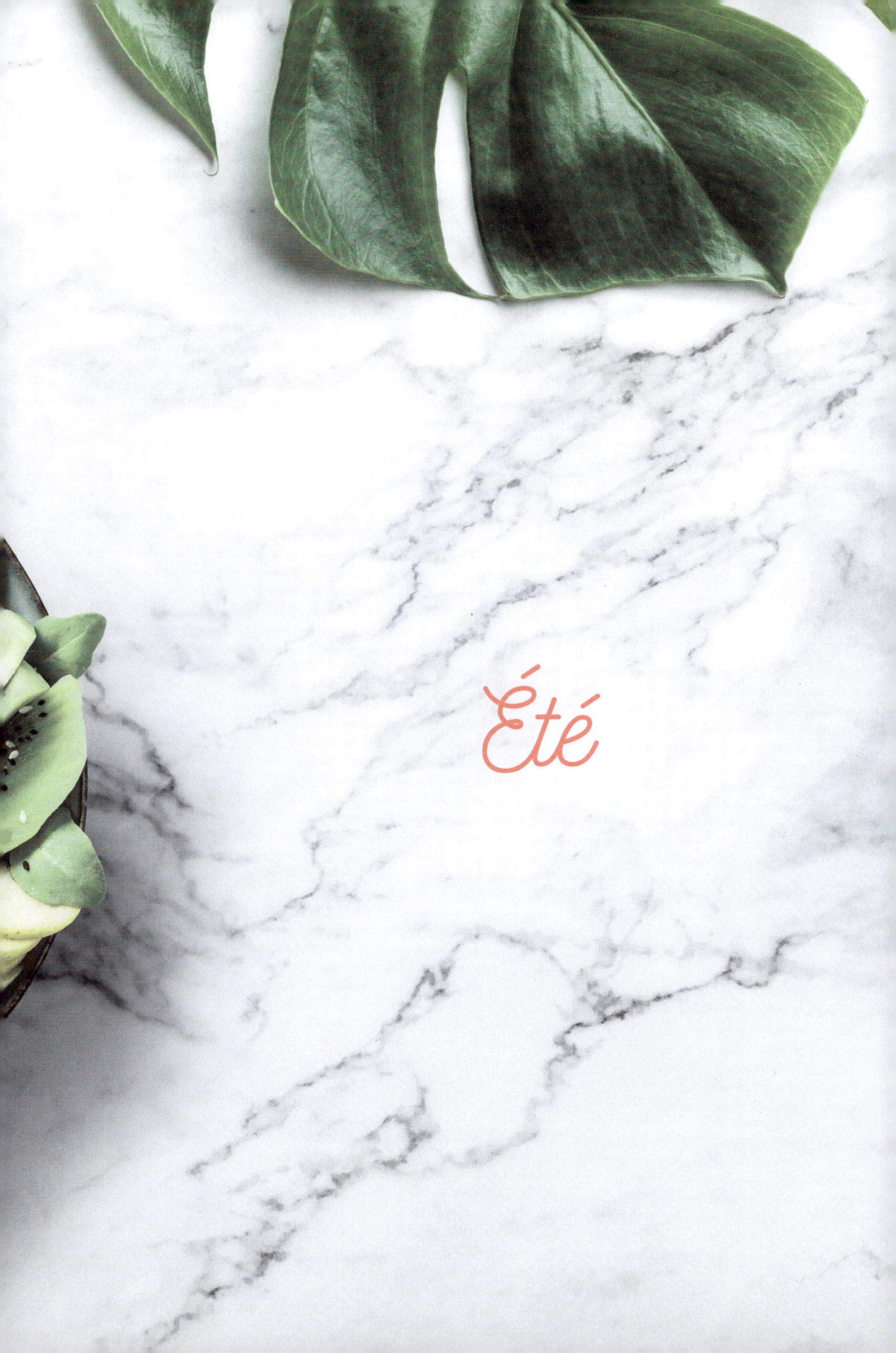

Été

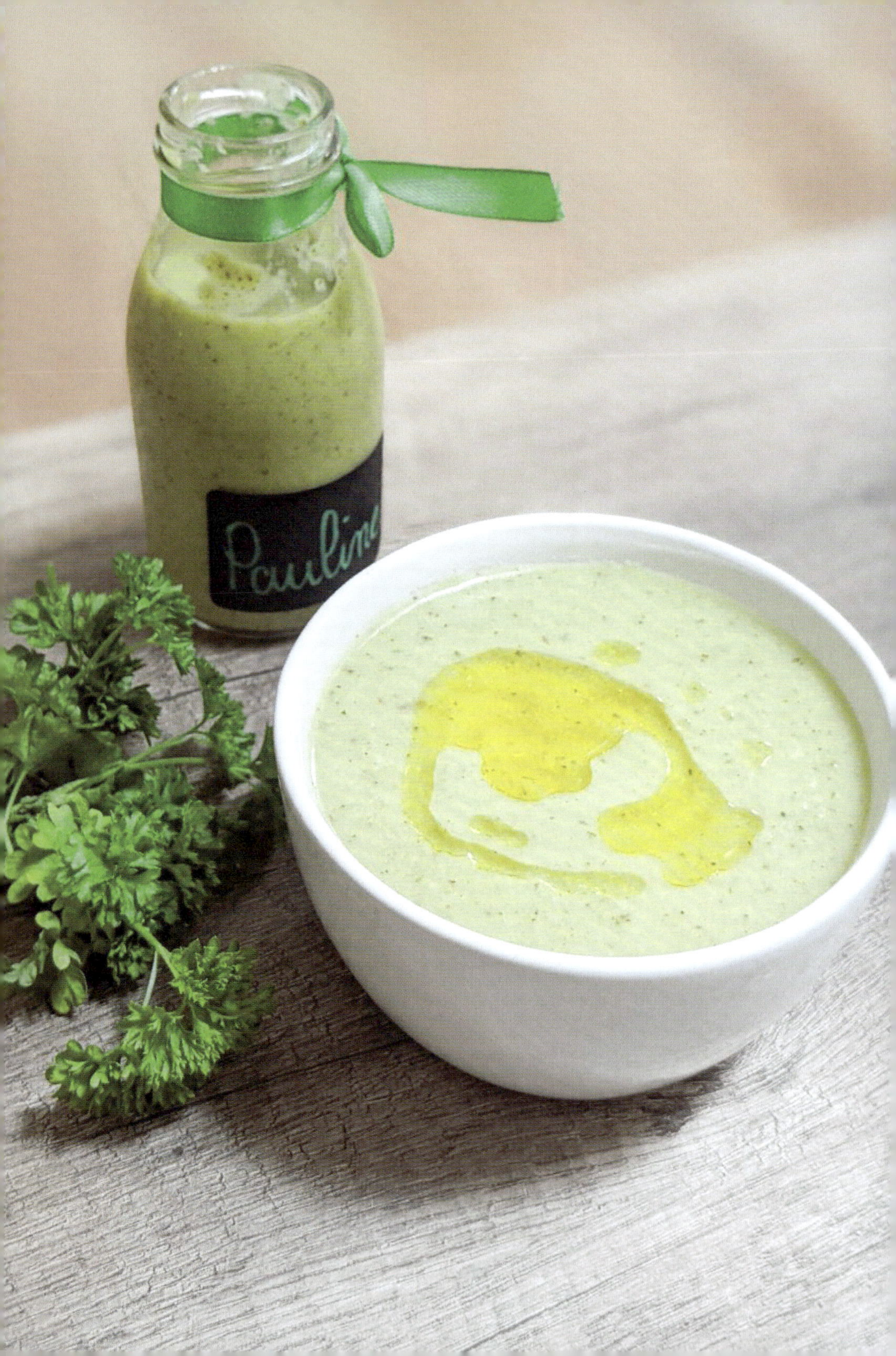
Pauline

Gaspacho vert : concombre, petits pois, menthe

La liste des courses

1 concombre
1 échalote
200 g de petits pois
3 tiges de menthe
Huile d'olive
Tabasco
Être équipé d'un blender

On passe en cuisine

Faire revenir l'échalote hachée dans l'huile, ajouter les petits pois, faire cuire à feu doux pendant 10 minutes.

Peler le concombre, ôter les graines, déposez-le en gros dés dans le blender.

Ajouter les petits pois à l'échalote, les feuilles de menthe, 1 cuillère à soupe d'huile d'olive, quelques gouttes de tabasco, du sel et poivre selon votre convenance.

Mixer le tout en soupe bien lisse puis conserver au frigo avant de servir.

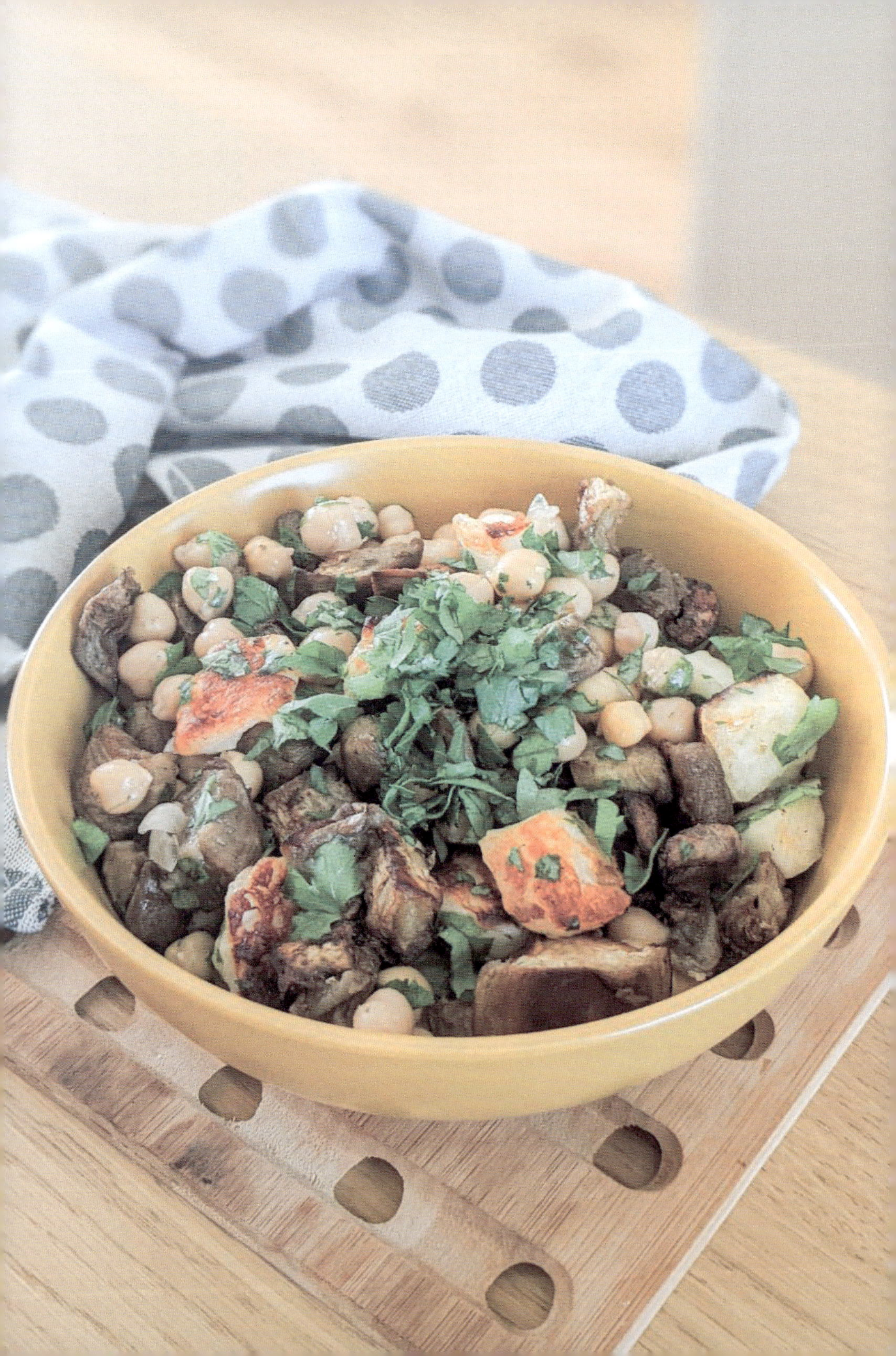

Salade d'aubergines rôties, pois chiche et halloumi

La liste des courses

1 grosse aubergine
200 g de pois chiches
200 g d'halloumi
Un bouquet de persil frais
Huile d'olive

On passe en cuisine

Couper les aubergines en dés.

Badigeonner les aubergines d'huile d'olive et les déposer sur une plaque de cuisson. Enfourner 30 minutes à 190 degrés. Mélanger à mi-cuisson.

Pendant ce temps, rincer et égoutter les pois chiches.

Faire dorer l'halloumi coupé en dés dans une poêle pendant 5 minutes avec un filet d'huile d'olive.

Hacher tout le bouquet de persil.

Dresser votre salade : aubergine rôtie, pois chiche, halloumi et persil.

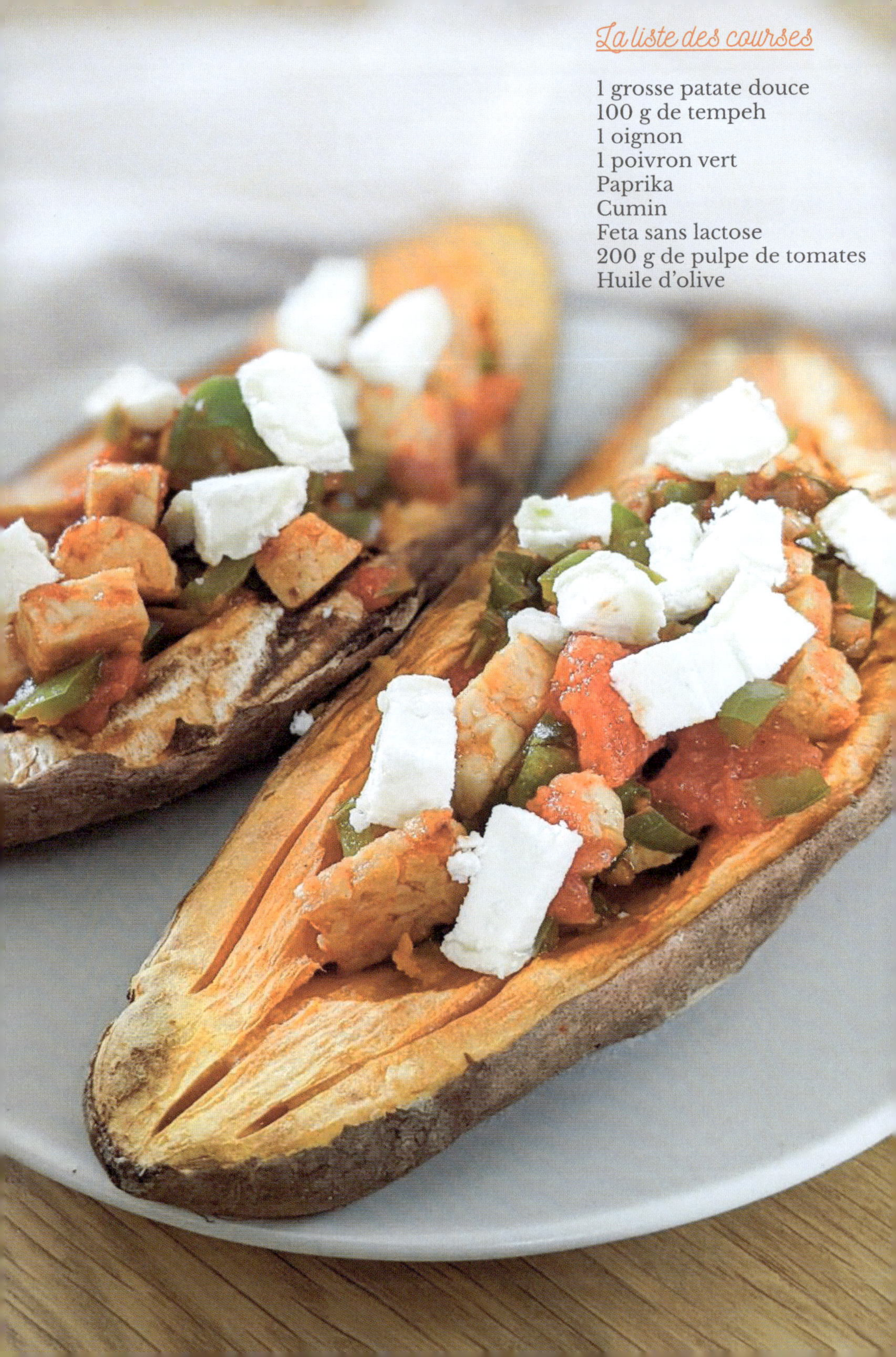

La liste des courses

1 grosse patate douce
100 g de tempeh
1 oignon
1 poivron vert
Paprika
Cumin
Feta sans lactose
200 g de pulpe de tomates
Huile d'olive

Patates douces farcies avec une poivronnade et dés de tempeh

On passe en cuisine

Préchauffer le four à 180°C.

Rincer la patate douce et la déposer sur une plaque recouverte de papier cuisson. Enfourner 50 minutes. On doit pouvoir plonger la lame d'un couteau dans la chair des patates douces facilement.

Peler et émincer l'oignon. Épépiner et couper en petits morceaux le poivron. Couper en petits morceaux le tempeh.

Faire chauffer 1 CS d'huile d'olive dans une poêle et verser l'oignon et le poivron.

La cuisson de l'oignon et du poivron est longue. Faire cuire à feu doux pendant 20 minutes pour obtenir une texture fondante.

Ajouter le tempeh, le paprika, le cumin, le sel et le poivre.

Mélanger et laisser chauffer le tout 3 minutes. Verser la pulpe de tomate, mélanger et poursuivre la cuisson 5 minutes de plus.

Couper la patate douce en deux, puis creuser un peu au centre à l'aide d'une cuillère à soupe.

Saler le fond des demi-patates douces et remplir avec la préparation au tempeh.

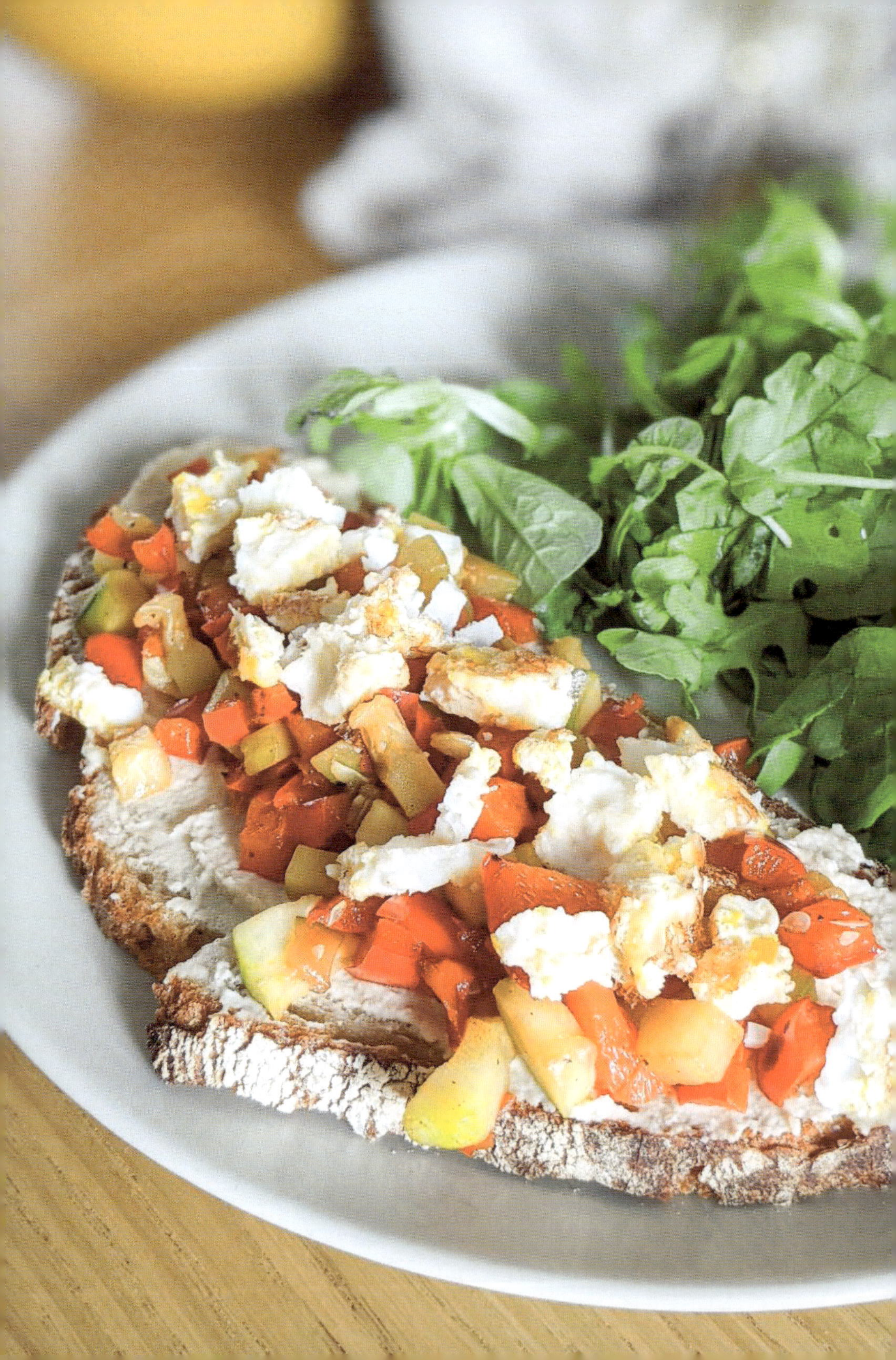

Tartine aux légumes d'été

La liste des courses

2 grosses tranches de pain frais
Houmous
1 poivron rouge
1 courgette
2 œufs

On passe en cuisine

Éplucher la courgette puis la couper en petits dés.

Rincer, épépiner le poivron et le couper en dés.

Faire revenir le tout à feu très doux avec une cuillère à soupe d'huile d'olive pendant 20 minutes.

Passer les tartines au grille-pain.

Cuire les œufs au plat (laisser cuire 2 ou 3 minutes en étalant légèrement le blanc avec une spatule, sur un peu de beurre fondu).

Dresser les tartines : pain, houmous, fondue de légumes du soleil et œuf au plat coupé en dés.

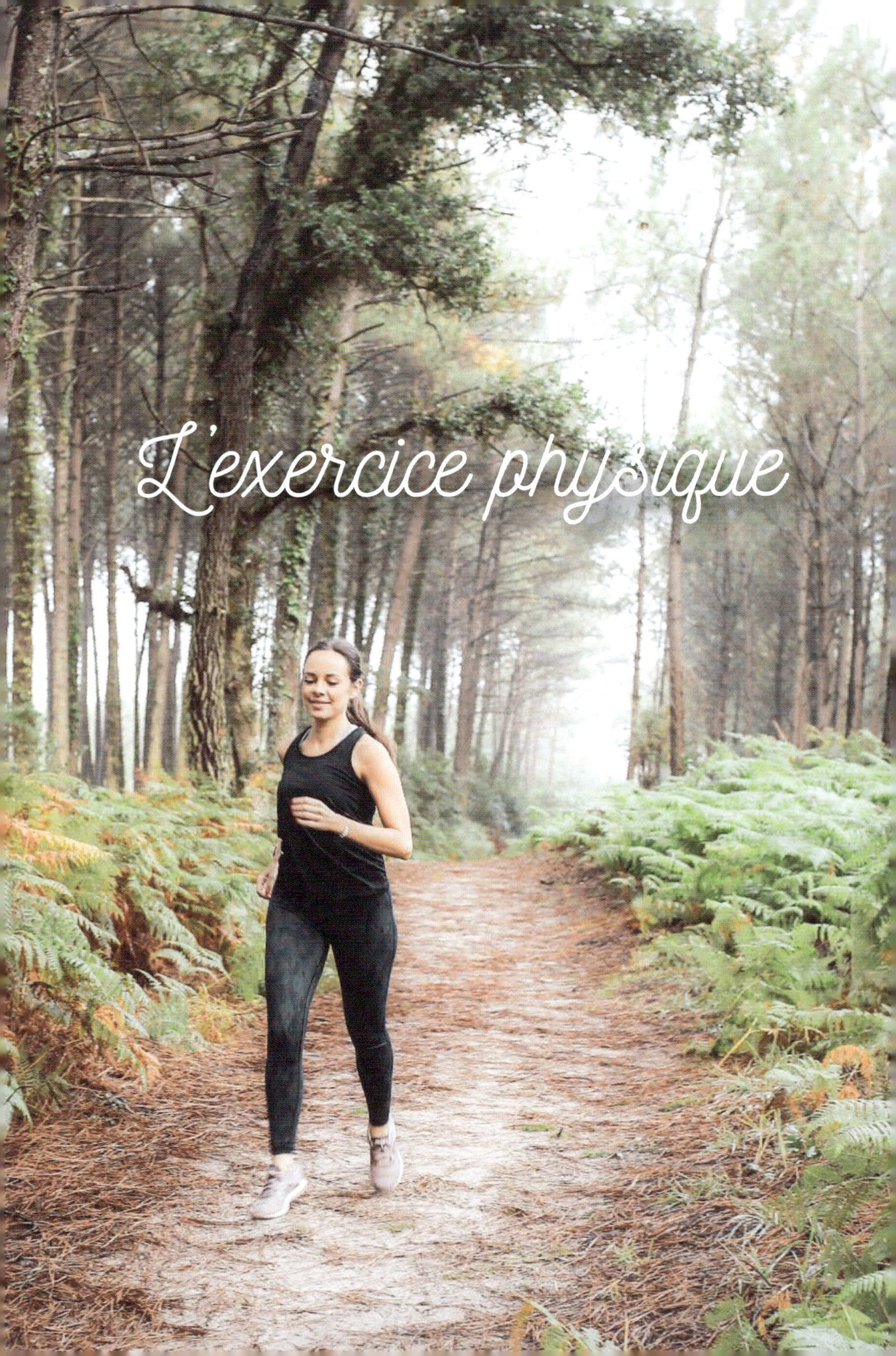
L'exercice physique

Mon histoire avec le sport

Je n'ai pas toujours été sportive, loin de là. Enfant, contrairement à mes petits camarades de classe, je ne faisais pas d'activité sportive en dehors de celles proposées à l'école. À l'adolescence, je séchais les cours de sport en prétextant de violents maux de ventre. Personne ne pouvait vérifier, ce qui m'arrangeait bien. Je passais l'heure sur le banc de la salle d'étude à rêvasser et à écrire. Il m'a fallu attendre vingt-six ans avant que mon histoire avec le sport débute. En 2013, je travaille comme assistante de direction dans les cosmétiques de luxe. Mon entreprise m'inscrit à « La Parisienne », une course de 7 km. Je ne mets pas moins de six mois d'entraînement pour parvenir à courir cette distance. Mais la ligne d'arrivée de cette course marque le début de mon histoire d'amour avec le sport. J'enchaîne par la suite plusieurs 10 km, des semi-marathons, le marathon de Paris en 2016, celui de New York en 2019, et même un trail de 100 km la même année !

J'aime toujours courir mais je me suis découvert une nouvelle passion. En juillet 2021, le CrossFit est entré dans ma vie. C'est un sport qui a été créé dans le but d'être le plus en forme possible, avec un corps qui fonctionne parfaitement. Les entraînements alternent cardio, haltérophilie et gymnastique. Ils permettent de développer le souffle, l'endurance, les muscles mais aussi la souplesse, l'agilité, l'équilibre et la puissance. J'y vais trois à quatre fois par semaine et j'aime autant l'intensité des sessions et la fierté de me voir progresser que l'ambiance bienveillante entre les sportifs de la box de CrossFit.

Si je vous partage ces quelques lignes sur mon histoire avec l'activité physique, c'est pour vous montrer que l'on peut tout à fait y venir même lorsqu'on n'a jamais été un grand sportif !

L'importance du mouvement comme pilier de santé

Le sport a de nombreux bienfaits :

Il est vecteur d'un meilleur fonctionnement du cœur et de l'activité sanguine.

L'activité physique régulière favorise la diminution de la pression artérielle et prévient l'apparition de dépôts de graisse dans les vaisseaux sanguins. Elle permet ainsi de diminuer les risques de mortalité liée aux maladies cardiovasculaires.

Augmentation de la masse musculaire et diminution de la masse graisseuse.

Le sport permet d'augmenter et développer le volume des muscles et d'augmenter le métabolisme. Le métabolisme de base correspond à la quantité d'énergie que votre corps dépense lorsqu'il est au repos, pour assurer ses fonctions vitales (respiration, battements de cœur, maintien de la température corporelle, etc.). Il est responsable de la majeure partie de l'énergie dépensée quotidiennement. Plus vous vous musclez, plus vous augmentez votre métabolisme, plus vous brûlez de calories et plus vous diminuez votre masse graisseuse (à condition de respecter l'équilibre alimentaire dont nous avons parlé précédemment !).

Entretien des articulations et des os

Un mouvement doux, mais répété, permet de maintenir le liquide synovial, présent dans les articulations. C'est lui qui nourrit le cartilage des os pour réduire les douleurs liées à l'usure. On favorisera donc un mouvement doux et sans violence pour préserver la santé des articulations et des os. Attention, les sports brutaux, aux impacts multiples, pourront au contraire fragiliser votre squelette. Les meilleurs sports pour les articulations sensibles : natation, vélo, marche, Pilates, yoga !

Diminution du stress

Le sport améliore l'estime de soi, l'humeur, distrait des pensées négatives. L'activité sportive est un pilier pour une bonne gestion du stress ! Lorsque nous pratiquons une activité physique, notre organisme libère des hormones calmantes : les endorphines. Ce sont de véritables antidépresseurs ! D'autres hormones et neurotransmetteurs, comme la dopamine ou la sérotonine, sont libérés. Le sport produit des sensations de bien-être qui favorisent un état de relâchement et de lâcher-prise.

Diminution des risques de cancers

L'activité physique joue un rôle positif dans la prévention des cancers et dans la vie des patients atteints par la maladie :

- Elle permet de prévenir le surpoids et l'obésité, des facteurs de risque connus de certains cancers, qui peuvent accroître également le risque de récidives ;

- Elle module la production de certaines hormones et de facteurs de croissance, comme l'insuline, la leptine et l'adiponectine (sécrétées par les cellules graisseuses) qui interviennent dans la croissance tumorale ;
- Elle stimule le système immunitaire, favorisant ainsi les défenses naturelles contre les cellules cancéreuses ;
- Elle accélère le transit intestinal, réduisant l'exposition de la muqueuse digestive aux agents cancérigènes issus de notre alimentation.

Amélioration du sommeil

L'activité physique favorise un sommeil plus long et plus profond. Les stades et les cycles de sommeil sont plus réguliers et les réveils nocturnes sont moins fréquents.

Attention, il faut choisir un sport à intensité moyenne : course à pied en endurance fondamentale, natation, vélo. Choisissez également bien vos horaires. Le sport fait sécréter des endorphines, la tension artérielle et la température corporelle augmentent. Environ 90 minutes seront nécessaires pour que cette excitation retombe. Si vous en avez la possibilité, privilégiez des horaires en matinée ou dans l'après-midi.

Il permet également de soutenir les fonctions d'élimination des poumons

(l'air expiré) et de la peau (par la sueur) ! Les toxines sont des molécules issues de notre corps : les cellules mortes et les déchets naturels du corps. Les toxiques sont les éléments extérieurs à notre organisme, qui doivent être également nettoyés : pollution, pesticide, alcool, cigarette...

Les émonctoires sont les éboueurs de notre organisme. Ils ramassent tous les déchets et les nettoient. Seulement parfois, ils ont trop de travail. Lorsque nous mangeons des aliments très acidifiants (gluten, céréales, viande rouge, produits laitiers, sucre, alcool), les éboueurs sont surchargés ! Ils saturent, c'est le burn-out : trop de toxines et de toxiques !

Savez-vous comment le corps gère le « burn-out » ? En enfermant les déchets toxiques dans la graisse pour les isoler du reste du corps ! Finalement, la graisse est une amie sympathique ! Elle est là pour que notre pH sanguin reste neutre.

Notre priorité pour une santé optimale et durable est d'évacuer les déchets en boostant les émonctoires ! Le sport nous permet de soutenir l'activité des émonctoires « peau » et « poumon ».

Je vous invite donc dès aujourd'hui (si ce n'est pas déjà le cas) à pratiquer une activité physique régulière. Footing, yoga, Pilates, HIIT, musculation, natation, vélo ou marche rapide… Il y a de nombreuses façons de bouger quotidiennement !

Savoir pourquoi on le fait

Imaginez que vous savez exactement pourquoi vous allez au sport, pourquoi vous vous levez pour aller courir ou pédaler, pourquoi vous prenez 30 minutes de votre pause déjeuner pour aller marcher. Sur le chemin d'une vie pleine de santé, chacun a une motivation qui lui est propre. Assez spontanément, nous sommes capables de définir les objectifs que nous souhaitons atteindre (le « quoi ») : mincir, se muscler, mieux dormir, moins tomber malade, vieillir en bonne santé… Nous connaissons également le chemin pour y parvenir, le « comment » : manger sain, équilibré, bio, se dépenser, aller marcher, se rendre à la salle de sport, se soigner naturellement, porter attention à la qualité de sommeil. Qu'est-ce qui nous fait défaut dans ce cas ? C'est le « Pourquoi » !

Simon Sinek est l'auteur d'une des présentations TED les plus vues de tous les temps. Il explique comment les entreprises, les organisations ou les individus qui connaissent leur « Pourquoi » et qui focalisent leur communication sur celui-ci, ont un avantage considérable sur leurs concurrents, et deviennent les leaders de leur domaine. Cette recherche du « Pourquoi » s'applique à de nombreuses sphères de la vie. Je vous en parle dans cette rubrique sur la partie « sportive » de cet ouvrage, mais le concept s'applique dans tous les domaines de votre existence. Si vous souhaitez creuser davantage le sujet, je vous invite à lire *Commencer par le pourquoi*, de Simon Sinek.

Il va donc être important pour vous de déterminer pourquoi vous souhaitez vous mettre au sport. Prenez le temps de coucher sur le papier tout ce qui vous vient à l'esprit. De cette manière, vous pourrez toujours vous référer à vos écrits lorsque la motivation vous fera défaut ! Il n'y a pas de mauvaises réponses ! Soyez spontanés.

C'est à vous :

« Je pratique régulièrement une activité sportive pour...

... Être en forme
... Me sentir bien dans mes baskets
... Être plus énergique
... Entretenir mon cœur
... Soigner ma santé

... Calmer mon mental
... Me sentir belle / beau
... Bien dormir
... Gérer mon stress »

Se fixer des objectifs précis

SMART est un acronyme utilisé pour parler des attributs qu'un objectif doit posséder. Un objectif SMART est un objectif spécifique, mesurable, atteignable, réaliste et temporel.

Nous allons voir ensemble comment définir votre objectif de façon **SMART**. Cela permettra de créer une stratégie efficace et de mesurer les étapes et les résultats du projet sportif que vous avez.

Spécifique

La première chose à faire est de déterminer un objectif spécifique, c'est-à-dire clairement défini. Plus vous serez précis, mieux vous saurez quels efforts mettre en place pour atteindre votre objectif. Evitez le flou qui rendra tout simplement votre objectif hors d'atteinte.

Exemple :

Courir
Découvrir le CrossFit

Mesurable

Vous devez pouvoir suivre et quantifier la progression de votre objectif. Le mieux pour cela est de vous fixer un chiffre que vous associez à votre projet.

Exemple :
Courir mon premier 10 km
Faire 1 séance d'essai de CrossFit

Atteignable et réaliste

Il s'agit là de vous poser les bonnes questions. Ai-je les ressources pour atteindre mon objectif ? Est-ce le moment pour moi de réaliser ce projet ? Quels sont les obstacles à franchir ? Il faut prendre en compte les moyens mis à disposition. Si vous manquez de ressources (chéri n'est pas toujours disponible pour garder babychou), il vaut mieux définir des objectifs moins ambitieux ou en changer.

Courir 10 km : Courez-vous déjà régulièrement ? Êtes-vous en bonne santé ? Avez-vous le temps pour vous entraîner ?

Découvrir le CrossFit : quel est votre niveau sportif actuel ? Quelles sont vos disponibilités ? Avez-vous des appréhensions qui nécessitent des ajustements (par exemple « j'ai peur de rentrer seule dans un box de CrossFit ».)

Temporel

Fixez-vous une date pour atteindre votre objectif. Sans deadline, pas de résultat. Vous resterez coincé dans l'inaction. Avoir un objectif déterminé dans le temps impose une pression positive qui va vous soutenir pour passer à l'action.

Rappelez-vous : si vous vous donnez 6 mois pour écrire un livre, vous mettrez 6 mois. Si vous donnez 1 mois pour l'écrire : vous mettrez 1 mois ! Soyez juste quand il faudra déterminer la deadline de votre projet.

Exemple :

M'inscrire au 10 km de Toulouse qui a lieu le 4 novembre 2022

M'inscrire à une séance de CrossFit sous 15 jours avec ma copine Martine.

Ne pas confondre motivation et discipline

En trois ans, j'ai fait des études de naturopathie. J'ai lancé mon cabinet de consultations « *on line* » qui est complet 4 à 6 semaines à l'avance. J'ai écrit deux livres édités et quatre livres numériques, j'ai lancé les « Wellness Keys » (des journées bien-être naturo-sophro) et des séjours naturo CrossFit à l'étranger.

J'ai fini le programme de sport « Booty d'Enfer » deux fois, couru plusieurs semi-marathons, un marathon, un 100 km. J'ai fait Paris-Le Mont-Saint-Michel en vélo sans assistance électrique en 5 jours. Je me suis rendue à la salle de CrossFit trois fois par semaine avec assiduité. Pour réaliser tout ça, je ne compte pas sur la motivation. Je compte sur la discipline.

Je l'explique souvent aux lecteurs de mon blog, la motivation fonctionne comme la batterie de votre téléphone. Au début de la journée (ou de votre objectif) elle est à 100 %. Puis elle se vide petit à petit pour finir à plat !

La discipline est une règle de conduite que vous vous imposez. C'est une prise de conscience du sens du devoir.

Malheureusement, le terme « discipline » est souvent associé à un ressenti négatif. On imagine des obligations, de la rigueur, de la sévérité (le maître d'école ou l'entraîneur militaire).

La réalité, c'est que la discipline vous apporte des choses. Elle ne vous enlève rien. Il s'agit uniquement du sens du devoir pour accomplir des actions pour vous-même.

« La discipline est le pont entre vos rêves et l'accomplissement de vos objectifs. »

Être progressif dans l'évolution

Si vous êtes débutant, commencez doucement ! Les marges de progression évoluent rapidement lorsqu'on débute une activité. Ne vous emballez pas au risque de vous fatiguer, vous écœurer ou pire vous blesser. Deux à trois séances de 30 minutes par semaine vous permettront d'évoluer rapidement. Pensez à la progressivité plutôt qu'à l'intensité !

Insistez encore plus sur l'échauffement. Il passe souvent à la trappe, pourtant il est indispensable pour préparer l'organisme aux efforts à suivre : étirements, marche rapide ou petit footing.

Soigner la récupération version naturo

Vous voilà motivé, déterminé et discipliné ! Prêt à mettre en place une nouvelle routine sportive. Félicitations ! Pour atteindre vos objectifs sportifs, la récupération est tout aussi importante que l'activité physique en elle-même. Voici quelques secrets de naturopathe pour optimiser votre récupération.

Soigner l'alimentation

Une alimentation acidifiante peut entraver votre récupération et même être à l'origine de blessures, tendinites... Manger une cuisine équilibrée, faite maison, riche en fruits et légumes frais. Dites adieu aux produits transformés, riches en sucre, en sel et en mauvaises graisses. Les produits laitiers sont également toxiques pour l'organisme et l'acidifient. Ils sont donc à consommer avec modération ! Je vous invite à vous référer à la partie « alimentation » de cet ouvrage pour en savoir plus ! De manière générale, on favorise les fruits et légumes frais de saison, les féculents sans gluten (pomme de terre, patate douce, sarrasin, quinoa, millet, riz), les protéines de qualité (volaille, poisson, œuf, tofu, tempeh), les huiles végétales de première pression à froid (olive, lin ou chanvre par exemple).

L'hydratation du sportif

Une bonne hydratation est essentielle, celle du sportif encore plus. Lors d'une activité physique, le sportif perd de l'eau *via* la respiration et la transpiration. Saviez-vous qu'un runner perd en moyenne 0,5 à 1 litre d'eau par heure pour un footing à allure lente et entre 1,5 et 2,5 litres par heure pour des courses à allure élevée ou lors d'un marathon !

Nous ferons donc particulièrement attention à nos apports hydriques les jours de pratique sportive : 2 litres d'eau pour compenser les pertes, voilà un bon objectif !

Pour optimiser la récupération et soulager les courbatures, on choisit une eau riche en bicarbonate comme la Saint-Yorre ou la Vichy-Célestin.

L'effort musculaire produit des acides, notamment de l'acide lactique, ce qui modifie l'équilibre acido-basique de l'organisme. L'effort intense conduit à une acidification de l'organisme, autrement dit à une acidose, qui se traduit par une fatigue musculaire et des courbatures !

Une eau riche en bicarbonates, connue pour avoir une action anti acide, permet de limiter cette acidose, et de diminuer de ce fait, la fatigue musculaire.

Une tisane à connaître

Le cassis ! Petit arbrisseau très répandu en France, le cassis est principalement un arbre fruitier. Il pousse naturellement dans les régions humides et ses petites baies noires acidulées ont fait sa renommée. Très utilisés en cuisine, pour en faire des confitures ou agrémenter les desserts, les fruits ne sont pourtant pas les seules parties de la plante qui peuvent être consommées. Les feuilles sont également très riches en actifs et ont des propriétés très intéressantes sur l'organisme humain.

Une infusion de feuilles permet ainsi d'avoir une action sur les problèmes articulaires, notamment en cas d'articulations sensibles. Elles peuvent également convenir en cas de jambes lourdes et de problèmes circulatoires, pour apaiser les douleurs.

Les feuilles de cassis ont des propriétés inflammatoires et diurétiques. Elles redonnent également de la tonicité à l'organisme.

On prendra 1 cuillère à soupe et demie par tasse d'infusion. On arrose les feuilles d'eau bouillante et on laisse infuser pendant 5 à 10 minutes. On peut boire 1 à 3 infusions par jour et en soirée.

(Peut être consommé sous forme de cure ou bien en continu sur l'année.)

Les massages aux huiles essentielles

On pratique le massage avant une épreuve sportive afin de chauffer les muscles, les rendre opérationnels et éviter une blessure. On peut également pratiquer le massage pendant l'épreuve sportive, de manière plus rare, pour soulager une crampe par exemple. Enfin, le massage post effort est le plus fréquemment réalisé. Il permet de diminuer les douleurs, booster la récupération et donc reprendre l'entraînement plus rapidement.

On masse toujours des extrémités vers le cœur, donc des pieds au bassin ou des poignets aux épaules.

Je confectionne moi-même une synergie d'huiles essentielles que je mélange avec de l'huile d'arnica. J'utilise de la lavande aspic décontractante et calmante. J'y associe de l'eucalyptus citronné qui est anti-inflammatoire et pour l'apaisement des sensibilités touchant les articulations. Enfin, j'y ajoute quelques gouttes de gaulthérie couchée, un élixir bénéfique, aidant à la détente musculaire et au maintien du confort articulaire. (Attention, cette huile essentielle ne doit jamais être utilisée en cas d'allergie à l'aspirine et ses dérivés.)

Mon huile de massage apaisante :

30 ml de macérât huileux d'arnica
+ 3 ml d'huile essentielle de gaulthérie couchée
+ 2 ml d'eucalyptus citronné
+ 2 ml de lavande aspic

Quelques compléments alimentaires pour soutenir la récupération

Le lithothamne

Le lithothamne est une algue qui se développe sur les fonds sableux de certaines baies à une profondeur de trente mètres environ. Sa croissance lente couplée à sa remarquable porosité lui permet d'absorber tous les nutriments de la mer, notamment le calcium et le magnésium marin.

Le lithothamne a une action reminéralisante puissante grâce à sa teneur en calcium et magnésium. Cela permet un entretien des os et des dents. De plus, cela lui confère de grandes propriétés alcalinisantes, ce qui permet de tamponner l'acidité de l'organisme et préserver les articulations, tendons, os, ligaments et muscles. Le lithothamne étant riche en minéraux est aussi basique, ce qui aide à tamponner l'acidité dans l'estomac.

On le trouve sous forme de comprimés, à prendre en cure.

Le collagène marin

La protéine de collagène est la plus présente naturellement dans l'organisme. Elle intervient dans de nombreux processus, notamment au niveau de la peau et des cartilages. Au niveau des cartilages, le collagène confère à l'articulation une souplesse à l'étirement, ce qui assure son élasticité. Au niveau de la peau, il assure le maintien de la matrice du derme et diminue le relâchement cutané. Il existe au moins 16 types différents de collagènes dans le corps humain avec des fonctions un peu différentes, mais les 1, 2 et 3 sont les plus représentés. Le collagène de type 2 a une action importante dans la construction du cartilage des articulations. C'est pourquoi il est bénéfique dans le cadre de sensibilités articulaires.

Le ginseng

C'est une plante adaptogène très utilisée par les sportifs asiatiques. Antioxydante, riche en ginsénosides et en tanin, cette plante renforce l'immunité et accélère la récupération après un effort. Il a été constaté qu'à partir d'un gramme par jour, le ginseng dope le système métabolique en améliorant l'endurance musculaire et la performance à l'effort. Il est idéal en cas de fatigue, renforce la vitalité et stimule le système immunitaire. Il permet de booster les performances physiques et intellectuelles.

On le consomme sous forme de comprimés, en cure de 1 à 2 mois selon les posologies.

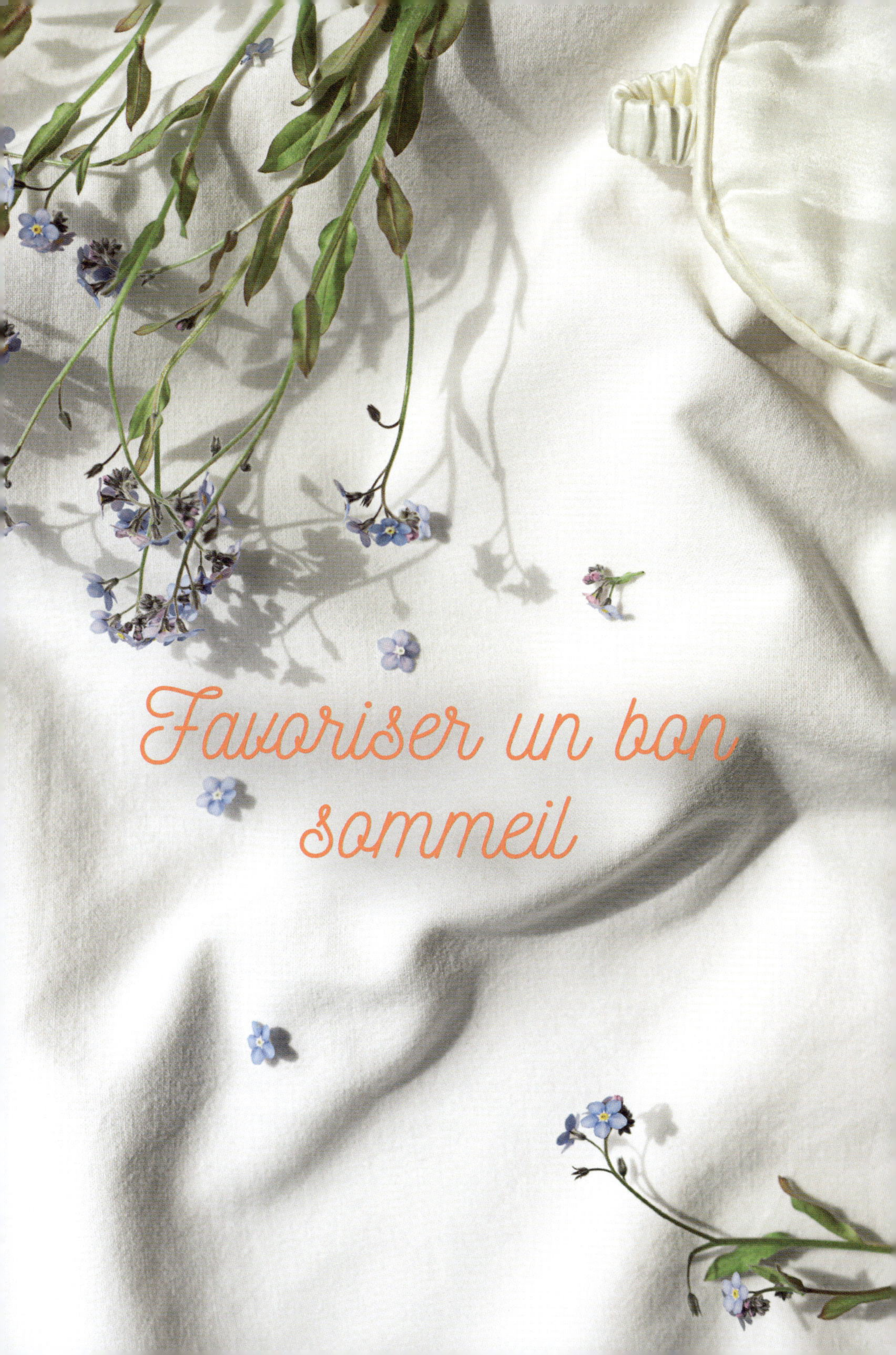

Favoriser un bon sommeil

L'un des piliers d'une hygiène de vie saine est de porter attention à la qualité du sommeil. Un sommeil de mauvaise qualité augmente la vulnérabilité face aux infections, virus, bactéries et champignons... Le sommeil aide le système immunitaire à fonctionner et à se reconstituer. Un sommeil de qualité impacte notre santé, notre silhouette et la récupération sportive. C'est une machinerie complexe qui permet une réorganisation fonctionnelle du système nerveux.

Le sommeil permet de se réparer, de maintenir les cellules nerveuses et de réguler le métabolisme glucidique. Les nuits trop courtes provoquent une résistance à l'insuline. La diminution de la sensibilité à l'insuline induit au niveau hépatique une augmentation de la production de glucose.

La ghréline, sécrétée le jour, stimule l'appétit tandis que la leptine, hormone de la satiété secrétée pendant le sommeil, l'inhibe. Cela provoque ainsi une diminution de la faim et une augmentation de sa sensation de satiété nocturne si l'on dort assez. Une diminution du temps de sommeil vient donc perturber cet équilibre.

Les fonctions du sommeil lent

Prévient la léthargie et la fatigue physique.
Reconstitue les stocks énergétiques des cellules musculaires et nerveuses.
Régule la glycémie.
Favorise la récupération de la fatigue psychique.
Renforce l'immunité.
Sécrète les hormones de croissance.

Les fonctions du sommeil paradoxal

Restauration de la fatigue mentale et intellectuelle.
Permet l'adaptation émotionnelle.
Régule les fonctions sexuelles.
Facilitation des mécanismes d'apprentissage.
Le sommeil paradoxal est plus que nécessaire après une journée de soucis, de tensions, ou d'apprentissages intensifs !

L'insomnie

15 à 20% des Français souffrent d'insomnie ! Les causes sont nombreuses. Elle peut être provoquée par des facteurs psychologiques : dépression, stress, anxiété ; des facteurs

environnementaux : lumière, bruits, chaleur ; des facteurs physiologiques : consommation de café, thé noir, alcool et repas trop copieux le soir ; ou encore des facteurs pathologiques : apnée du sommeil, syndrome des jambes sans repos, douleurs chroniques, maladie d'Alzheimer, de Parkinson... Si l'insomnie a pour origine un facteur pathologique, je vous invite à consulter rapidement un médecin.

Il existe plusieurs types d'insomnies. Peut-être vous reconnaîtrez-vous dans l'une des descriptions ci-dessous.

Les insomnies transitoires

Elles sont liées à un événement comme un deuil, la perte d'emploi, un examen ou plus simplement un dîner trop copieux, la consommation tardive de café.

Elles peuvent également être en lien avec une maladie ou une perturbation de l'horloge biologique.

Les insomnies chroniques

On considère une insomnie comme étant chronique quand elle a lieu plus de trois fois par semaine depuis plus de trois mois. Les facteurs peuvent être génétiques et biologiques. Ce type d'insomnie peut également être lié à un événement médical, familial ou personnel.

Mais connaissez-vous le facteur de chronicité ? Les insomnies peuvent être déclenchées par des croyances erronées sur le sommeil : « Je ne vais pas réussir à dormir » ; « Je n'arrive pas à fermer l'œil » ; « Je me réveille toujours à telle heure. »

L'insomnie d'endormissement

Je l'appelle « le petit vélo » : quand le mental s'active au moment du coucher et nous propose ses pires scénarios catastrophes ! On repasse alors les angoisses, phobies et obsessions juste au moment où on se glisse sous la couette. On ne peut cesser de cogiter et trouver le sommeil prend beaucoup de temps !

L'insomnie de pleine nuit

Le réveil a lieu après quelques heures de sommeil. On ne parvient pas à se rendormir avant un long moment (parfois plusieurs heures).

L'insomnie de l'aube

Les réveils ont lieu tôt le matin, entre 4 heures et 6 heures, sans possibilité de se rendormir. Il faut y prêter attention. Si ce type d'insomnie se répète, elle peut masquer une déprime ou une dépression dont l'unique signe peut justement prendre la forme de réveils précoces systématiques.

La fausse insomnie

Cela vous est peut-être déjà arrivé de dire « Je n'ai pas dormi de la nuit » et de constater malgré tout que votre montre connectée affiche six heures de sommeil. Il s'agit d'un sommeil de mauvaise qualité qui donne la sensation de ne pas avoir fermé l'œil.

L'insomnie psychologique

Lorsque l'on a peur de ne pas s'endormir, l'insomnie peut devenir psychologique. Cela peut être exceptionnel. Vous connaissez sans doute cela : vous avez un train à prendre tôt demain matin. Donc vous devez vous endormir tôt. Mais vous avez peur de ne pas y arriver ou de ne pas dormir assez. L'anxiété générée par l'anticipation vous empêche de dormir.

Cela peut devenir plus chronique lorsque cette peur de ne pas dormir s'ancre et engendre plusieurs nuits d'insomnie psychologique.

Les conséquences du manque de sommeil chez l'adulte

À court terme, l'insomnie engendre une fatigue au réveil, donnant l'impression de ne pas être reposé par sa nuit de sommeil, accompagnée d'une somnolence au cours de la journée. On peut aussi constater des troubles de l'attention et de la mémoire, ainsi que des courbatures, des difficultés de concentration dans la journée ou une envie de dormir.

À long terme, les conséquences sont nombreuses et peuvent être graves : fatigue chronique, aggravation des maladies, hypertension, douleurs, dépression, risque d'accidents...

Il est essentiel d'accorder beaucoup d'attention à la qualité de son sommeil.

Les actions listées ci-dessous peuvent être mises en place en cas d'insomnie ou tout simplement intégrées à votre routine du soir pour favoriser un repos de qualité.

Se lever : parfois, c'est encore la meilleure solution. Si vous constatez que le sommeil ne revient plus, levez-vous au lieu de ruminer et de vous retourner 56 fois dans votre lit ! Le fait de détourner votre esprit du problème peut tout à fait inciter le marchand de sable à faire un second passage.

Lire un livre : n'allumez pas la télévision ou votre téléphone. L'exposition à la lumière bleue des écrans stimule fortement les récepteurs de la rétine, envoyant de fait à l'horloge biologique un signal « de jour » qui va retarder l'endormissement. Prenez un livre ! Le corps et l'esprit se détendent au bout de quelques minutes grâce au travail répétitif et fatigant des yeux. Lire est bon pour le moral et permet en effet de placer son corps et son esprit dans un état capable d'accueillir le sommeil rapidement.

Écouter de la musique relaxante : en fond sonore, vous pouvez lancer une musique de relaxation à base d'ondes delta qui favorisent l'endormissement. Il existe cinq ondes principales émises par notre cerveau, mesurées en fonction de la fréquence et de la vitesse de leur impulsion, ainsi que de leur voltage et de leur amplitude. Les chercheurs ont alors pu observer qu'elles apparaissent en fonction de nos états psychologiques. Les ondes delta, avec une fréquence de 0 à 4 Hz, sont celles générées par le cerveau pendant le sommeil profond. Vous trouverez facilement des musiques avec des ondes delta sur YouTube !

Boire une boisson chaude : pas de café, pas de thé noir ai-je besoin de le préciser ? Sait-on jamais ! On choisit de préférence une infusion relaxante à base de valériane, camomille, aubépine ou verveine, des plantes relaxantes et qui favorisent un sommeil de qualité.

Essayer différentes techniques de relaxation, comme la cohérence cardiaque, la méditation ou l'hypnose. Vous trouverez aisément sur YouTube des séances spécifiques pour accompagner l'endormissement après un réveil nocturne. Les séances d'hypnose de Benjamin Lubszynski et les méditations de Cédric Michel comptent parmi mes préférées.

Mettre vos préoccupations par écrit : prenez un cahier et un stylo et couchez sur le papier tout ce qui vous tracasse : projets professionnels, doutes, peur, anxiétés personnelles. Tout ce qui ne s'exprime pas s'imprime et crée des maux. Autant en évacuer un maximum. L'écriture peut être réellement thérapeutique. Une fois sur le papier, vos tracas ne vous empêcheront plus de dormir.

Diffuser des huiles essentielles : en choisissant bien vos huiles essentielles, vous pourrez profiter d'un sommeil à la fois rapide et efficace capable de vous apporter confort et relaxation chaque nuit. On choisira de préférence l'une de ces huiles essentielles :

Lavande fine : très apaisante, elle permet d'atténuer naturellement le stress et la nervosité.

Camomille romaine : elle est employée plus précisément lors de présence de troubles du sommeil ainsi que de cauchemars.

Mandarine : c'est ma préférée, je la trouve réconfortante. Une huile essentielle incontournable pour apaiser l'esprit et faciliter le sommeil.

Petit grain bigaradier : Très recherché pour ses qualités apaisantes et rééquilibrantes, cette huile essentielle est principalement recommandée pour encourager la détente et le bien-être du mental.

Marjolaine à coquilles : Elle réduit le stress et permet de surmonter l'anxiété. Elle favorise le calme intérieur, ce qui contribue à un bon sommeil.

L'importance de l'alimentation

Les interactions entre le sommeil et l'alimentation, notamment celle du dîner, sont importantes. Il est nécessaire de veiller à la composition de son assiette tout au long de la journée et plus particulièrement le soir.

Pour éviter de solliciter le cerveau avec des fringales nocturnes, il convient d'éviter le combo soupe-salade le soir. Le repas doit se composer de protéines végétales, de légumes cuits et de féculents. Vous avez bien lu : des féculents. Manger des sucres lents le soir permet également de faciliter la production de la sérotonine indispensable à la sécrétion de la mélatonine, hormone qui apporte l'information à l'organisme qu'il fait nuit et qu'il est temps de dormir, contribuant ainsi au contrôle de la rythmicité.

On veille également à nos apports en tryptophane. Le tryptophane est présent dans presque toutes les protéines et permet la fabrication de la sérotonine dans le cerveau. La sérotonine nous aide à réguler notre humeur et nous prépare au sommeil. Pour que la sérotonine puisse être synthétisée, la concentration en tryptophane dans l'organisme doit être plus élevée que celle des autres acides aminés. On choisit de préférence une origine non animale : noix, amandes, noisettes, avoine, soja, maïs, seigle, sésame, riz, quinoa, légumes secs, banane. On peut donc imaginer comme repas idéal un curry de légumes servi avec du riz et des lentilles, puis une banane rôtie en dessert !

Enfin, on fera attention à ne pas manger trop tôt (pour nourrir le cerveau pendant la nuit), mais pas trop tard non plus pour ne pas se coucher pendant le processus de digestion. Dans l'idéal, on dîne deux heures avant d'aller se coucher.

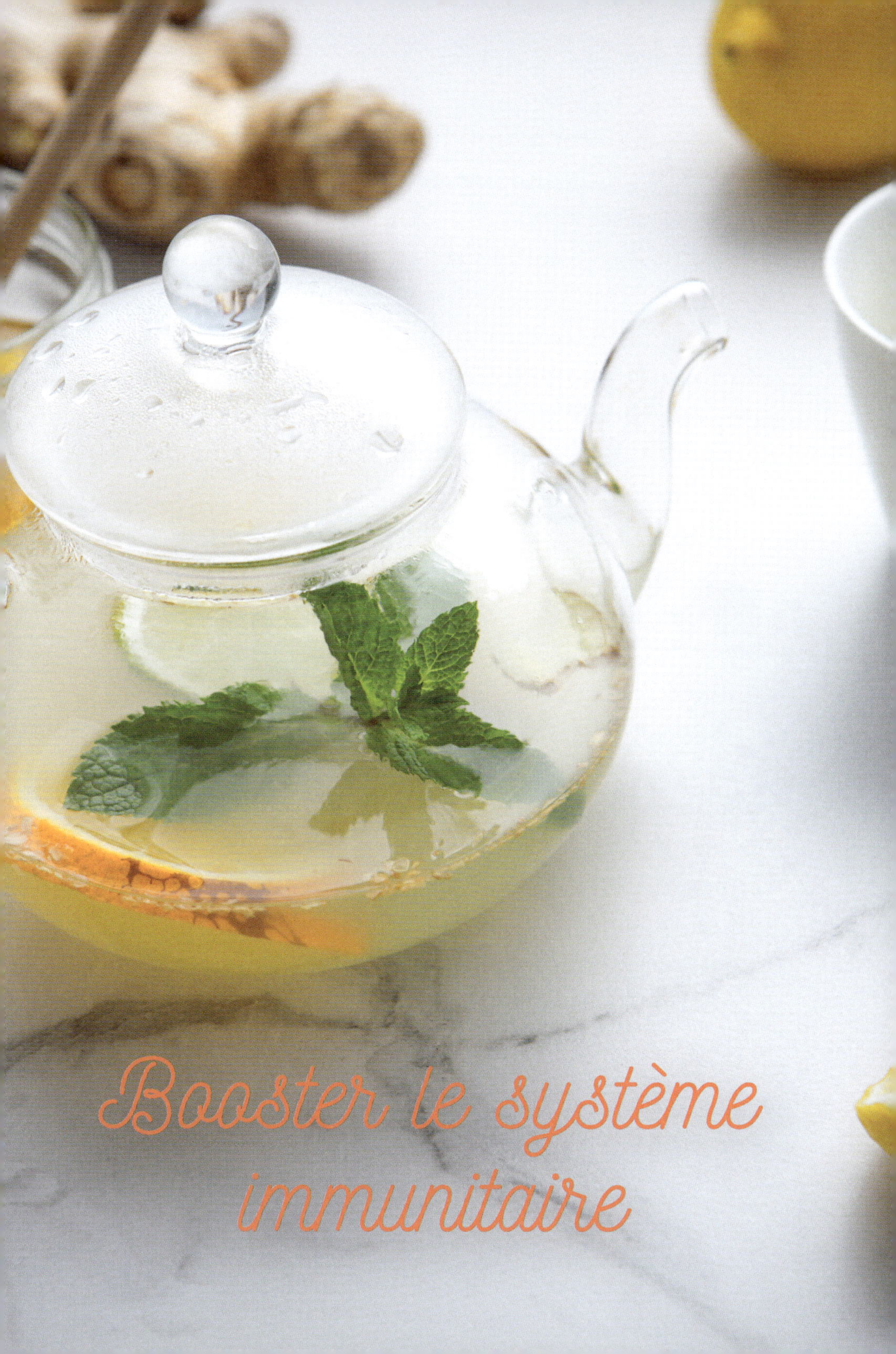

Booster le système immunitaire

Le système immunitaire, c'est un peu comme la garde autour du château de Winterfell dans *Games Of Thrones* : des petits soldats vaillants qui assurent la garde de jour comme de nuit pour que l'ennemi ne rentre pas.

Le système immunitaire est fait d'un ensemble d'interactions très complexes qu'on ne décrira pas ici, car déjà il faudrait 110 000 pages et en plus vous vous endormirez au bout de trois paragraphes (et moi aussi).

Donc allons à l'essentiel : il s'agit de l'ensemble des défenses mises en place par l'organisme pour se protéger des agents pathogènes (virus, bactéries et parasites) et toujours revenir à l'état de santé.

Nous avons des barrières physiques, comme notre peau et nos larmes par exemple. Mais quand malgré cela, les vilains agents pathogènes s'introduisent dans l'organisme, la garde de Winterfell, enfin je veux dire notre système immunitaire, entre en jeu. Il s'occupe d'abattre l'ennemi (les agents pathogènes donc !).

Les microbes

Microbe signifie « petite vie » et fait référence à tous les organismes vivants qui s'observent au microscope. Il y en a des « gentils » et des « méchants ». Il y a beaucoup d'espèces de microbes dont les bactéries et les virus !

Les bactéries

Une bactérie est un tout petit organisme qui ne comporte qu'une seule cellule indépendante. Il y en a des sympas (comme celles qui aident notre système digestif) et des moins sympas, comme celles à l'origine des angines ou des otites. La bactérie respire et se déplace comme tout organisme vivant et elle se multiplie très vite ! Les antibiotiques permettent de tuer les mauvaises bactéries, mais celles-ci sont malines et développent des stratégies de défense pour que les antibiotiques soient de moins en moins efficaces.

Les virus

Virus veut dire « poison » en latin ! C'est un agent infectieux qui est dépendant de son hôte (nous, les humains !) qu'il parasite.

Les antibiotiques n'ont aucun effet contre les virus. Pour traiter les virus, on utilise des antiviraux (comme le vaccin contre la grippe), des soins naturels pour atténuer puis soigner les symptômes, mais le plus important reste avant tout d'avoir un bon système immunitaire !

En naturopathie, on préfère toujours s'intéresser à la cause plutôt qu'aux symptômes. On revient à l'origine des maux pour optimiser le terrain.

Donc avant même de penser à soigner les maux, on va se pencher sur toutes les actions à mettre en place pour éviter ces maux, avoir un terrain sain et une bonne vitalité.

Veiller à votre santé (et celle de vos proches) au quotidien permet de vous prémunir de la fatigue ou des virus à répétition.

Booster son immunité, c'est avant tout mettre en place un grand nombre d'actions pour que les piliers de santé soient optimisés : alimentation saine, digeste et équilibrée, sommeil de qualité, activité sportive régulière.

L'immunité passe tout d'abord par l'alimentation !

« Que ton alimentation soit ta première médecine », disait Hippocrate.

On favorise la consommation d'aliments avec un pouvoir nutritionnel dense, notamment les aliments riches en :

Vitamine A qui augmente la résistance aux infections : foie, jaune d'œuf, et précurseurs de vitamine A : les caroténoïdes, c'est-à-dire carottes, épinards, melon, mangue, abricots...

Vitamine C, antioxydant de qualité, renforce les mécanismes de défense de l'organisme : cassis, kiwi, fraises, agrumes, papaye, goyave, persil, poivron, choux...

Vitamine D qui active la production de leucocytes : fromages frais, beurre, foie de morue, poissons, jaune d'œuf, champignons.

Vitamine E, antioxydant qui protège les cellules d'un surplus de radicaux libres entraînant le vieillissement cellulaire : huile de noisette, de colza, avocat, amandes, pignons, noisettes, graines de tournesol...

Zinc qui améliore la réponse antivirale et l'immunité : huîtres, coquillages, bœuf, graines de courges, lentilles.

Sélénium, jouant un rôle clé dans plusieurs fonctions de protection de l'organisme, en particulier dans la lutte contre le stress oxydatif, présent dans les poissons, œufs, crustacés, noix du brésil.

Magnésium qui permet la synthèse des immunoglobulines, ces agents protéiques agissant sur la reconnaissance et la bonne liaison des cellules immunitaires. Il est présent dans les oléagineux, les fruits de mer, sardines, sarrasin et céréales complètes, légumes verts (épinards) et légumineuses (haricots blancs), cacao non sucré, bananes, figues.

Certaines plantes sont aussi très intéressantes pour booster l'immunité !

L'extrait de pépin de pamplemousse

Souvent appelé par l'abréviation « EPP », l'extrait de pépin de pamplemousse possède des propriétés anti-infectieuses et antimicrobiennes. Il détruit les microbes et les empêche de proliférer. L'extrait de pépin de pamplemousse s'utilise aussi bien en interne pour combattre les maux classiques de l'hiver : problèmes digestifs, respiratoires, mais aussi en externe sur divers boutons, impuretés de la peau, champignons, pour l'hygiène de la bouche (mauvaise haleine, tartre).

Pour booster l'immunité, on l'utilise en cure préventive sur 2 mois à raison de 15 gouttes 3 fois par jour.

L'échinacée :

L'échinacée a une action sur l'ensemble du système immunitaire. Elle augmente le nombre de globules blancs, nos petits soldats garants de notre défense immunitaire. Cette plante est idéale lors des changements de saison, ou bien pendant la période hivernale. Elle est intéressante pour toute la famille car selon la forme galénique, elle peut être prise en cure à partir de 3 ans.

Idéalement, on commence la cure en prévention, au début de l'automne vers les mois de septembre-octobre.

Le ravintsara

L'huile essentielle de ravintsara est connue pour ses effets calmants et antibactériens, mais ce sont surtout ses vertus antivirales qui sont formidables. Véritable alliée de l'hiver, cette huile essentielle est très efficace pour combattre les troubles ORL. Angines, grippes, bronchites ou encore rhinopharyngites peuvent ainsi être évitées grâce au ravintsara, qui a la particularité de booster les défenses immunitaires.

On l'utilise en diffusion dans la maison, 20 minutes chaque jour. Attention, elle ne doit pas être utilisée s'il y a un petit humain de moins de 4 ans l'habitant !

Le bon fonctionnement du système immunitaire est lié de près au niveau de stress.

Lorsque les « petits soldats du stress » sont toujours présents dans notre corps, ils créent une sensation constante d'état de siège. L'organisme est alors surexposé au cortisol et autres hormones de stress. Les cellules du système immunitaire (de même que celles des autres systèmes biologiques du corps) ne sont plus capables de réagir normalement et engendrent des niveaux d'inflammation qui augmentent le risque de problèmes de santé plus graves.

Le stress peut aussi avoir des effets sur le système immunitaire en incitant à adopter des comportements malsains : fumer, boire trop de caféine ou d'alcool, consommer trop de sucre et d'aliments transformés, avoir de mauvaises habitudes de sommeil ou négliger le sport et les activités sociales.

Lutter contre le stress au quotidien, ça passe par :

Pratiquer une activité sportive régulièrement pour se défouler. (Se référer au chapitre dédié aux bienfaits de l'activité sportive !)

Intégrer la cohérence cardiaque à son quotidien : il s'agit de prendre le temps pour quelques exercices respiratoires, cinq minutes chaque jour. Cinq petites minutes de respiration rythmée pour réguler le système nerveux autonome (notre pilote automatique), réduire l'intensité des effets du stress sur notre organisme, augmenter notre système immunitaire, prendre de meilleures décisions et développer notre intuition. Vous pouvez le faire seul ou à l'aide d'une application gratuite comme RespiRelax (voir la partie sur la psycho-relaxation).

Intégrer à son quotidien des activités qui vous détendent : une fois par semaine, consacrez-vous à un loisir qui vous apporte du bien-être et de la sérénité : loisirs créatifs, peinture, dessin, lecture, théâtre, écriture... Les loisirs créatifs permettent de mettre le mental au repos, de développer sa confiance et son estime de soi, de travailler sa concentration, d'évacuer certaines émotions !

Méditer : la méditation est une pratique mentale qui vise à atteindre un état de pleine conscience. La méditation aide à comprendre son mental plutôt que de se « batailler » avec lui. Je pratique la méditation 10 minutes chaque jour (le matin au réveil ou le soir juste avant de dormir) et je vous invite à faire de même. Il y a de nombreuses applications qui vous permettent d'être accompagné pendant vos méditations mais également des chaînes YouTube (ma préférée est celle de Cédric Michel !).

Se complémenter au naturel

Faire une cure de magnésium : le magnésium n'est pas synthétisé par l'organisme ce qui signifie que ses apports sont dépendants de l'alimentation, il est vital pour l'organisme dans les processus cognitifs, la gestion du stress et la réduction de la fatigue. On choisit de préférence un magnésium marin, bien toléré par le système digestif. La cure se fait sur trois mois.

La rhodiola : la rhodiola est une plante médicinale dite adaptogène. Ses racines principalement, sont utilisées depuis toujours car elles renferment des actifs qui agissent sur l'organisme. Grâce à eux, on attribue aujourd'hui à la rhodiola la capacité d'aider le corps à s'adapter au stress émotionnel ainsi qu'à l'effort physique, d'où l'appellation de plante adaptogène.

On l'utilise pour améliorer la gestion du stress et l'état d'esprit, mais aussi pour lutter contre la fatigue nerveuse et le manque de tonus. Les cures (sous forme de comprimés) se font sur un à deux mois.

Et si malgré tout ça vous tombez malade !

Ma pharmacie naturelle :

Gel d'aloe vera : pour soigner les problèmes de peau et hydrater l'épiderme. Charbon végétal en poudre en cas de troubles digestifs.

Spray nasal d'*eau de mer* pour nettoyer le nez des petits et des grands.

Du thym pour faire des tisanes. C'est une plante médicinale majeure pour tout ce qui concerne l'immunité (toux, infections des voies respiratoires et ORL, bronchite, angine, grippe...).

Un spray à la propolis en cas de maux de gorge (ce n'est pas très bon, mais c'est très efficace !).

Un flacon de *teinture mère de calendula* pour nettoyer la peau en cas de plaie, coupure...

Un gel d'*arnica* : l'indispensable en cas de bleus, coups, contusions.

Les compléments alimentaires :

Des *probiotiques* à prendre pour reconstituer la flore intestinale en cas de prise d'antibiotiques ou tout simplement en cas de troubles du système digestif.

Un flacon d'extrait de pépin de pamplemousse pour lutter contre les maux de l'hiver et rebooster le système immunitaire (15 gouttes 3 fois par jour pendant 30 jours, en cure préventive).

Les 10 huiles essentielles indispensables :

Tea tree : purifiante pour la peau et maux de l'hiver. Je l'utilise pour soigner l'acné en appliquant une goutte sur le bouton. Elle est également super pour apaiser les maux de gorge et les problèmes ORL : je prends 2 gouttes sur un comprimé neutre.

Ravintsara : huile essentielle antivirale et anti-infectieuse. Comme nous l'avons vu précédemment, elle est super efficace contre les troubles ORL. Je l'utilise en diffusion 20 minutes chaque jour ou par voie orale (2 gouttes sur un comprimé neutre).

Lavande officinale : réparatrice, apaisante, anti-stress. Je l'utilise dans mes soins pour la peau (elle est réparatrice), mais aussi en appliquant quelques gouttes au creux des mains, le soir, pour m'endormir plus facilement.

Eucalyptus radié : elle permet de désencombrer les voies respiratoires et de lutter contre les inconforts hivernaux. Elle est aussi énergisante et tonique. Je l'utilise en inhalation.

Gaulthérie couchée : je l'utilise en massage pour le confort articulaire et musculaire et pour les soins des sportifs.

Menthe poivrée : en cas de maux de tête, j'applique une goutte sur les tempes (attention aux yeux !). Elle est super aussi pour aider à la digestion (je prends une goutte sur un comprimé neutre).

Clou de girofle : c'est un antibactérien et anti-inflammatoire aux effets anesthésiants. Il est super pour les aphtes et petits soucis bucco-dentaires.

Camomille romaine : puissant calmant contre les spasmes et les angoisses, je l'utilise en massage ou en diffusion.

Hélichryse italienne : C'est une huile essentielle décongestionnante et cicatrisante : hématomes, coups, inflammation, tendinite. On l'applique en massage.

Thym à thujanol : cette huile essentielle est purifiante et soutient l'organisme lors des épisodes infectieux. Je l'utilise principalement en inhalation.

Je détaille l'utilisation de ces huiles dans la partie dédiée à l'aromathérapie.

ATTENTION ! Les huiles essentielles sont à utiliser avec beaucoup de précautions. Elles sont déconseillées chez la femme enceinte et allaitante et chez les enfants. Certaines sont totalement interdites chez l'enfant : basilic camphré, cannelle, carvi, cèdre, eucalyptus mentholé, lavande stoechas, menthes (toutes les variétés), origan, romarin, sauge.

Demandez toujours l'avis d'un professionnel de santé avant d'utiliser une huile essentielle.

Que manger lorsqu'on est malade ?

Assez naturellement, lorsque l'on tombe malade, on jeûne. On perd naturellement l'appétit. Ce phénomène est mis en place par l'organisme pour libérer le système digestif et orienter toute son énergie vers le système immunitaire. Rien d'inquiétant donc, c'est même tout à fait sain !

Pour soutenir le système immunitaire, on va commencer par supprimer :

- Les produits laitiers (lait, yaourts, fromages, crème fraîche...)
- Les protéines d'origine animale (on supprime en priorité la viande rouge, les autres protéines aussi si possible : poulet, poisson)
- Les sucres industriels (conservez les fruits frais et compotes)

On privilégie :

- Les légumes cuits (à la vapeur, au four ou sous forme de soupe ou de bouillon)
- Les céréales et féculents sans gluten (riz, quinoa, patate douce et pommes de terre par exemple)
- Les légumineuses pour l'apport en protéines et minéraux
- Les compotes et fruits frais

Lorsque les symptômes auront disparu, on reviendra progressivement à une alimentation plus classique, équilibrée, variée et digeste.

La boîte à outils du naturopathe

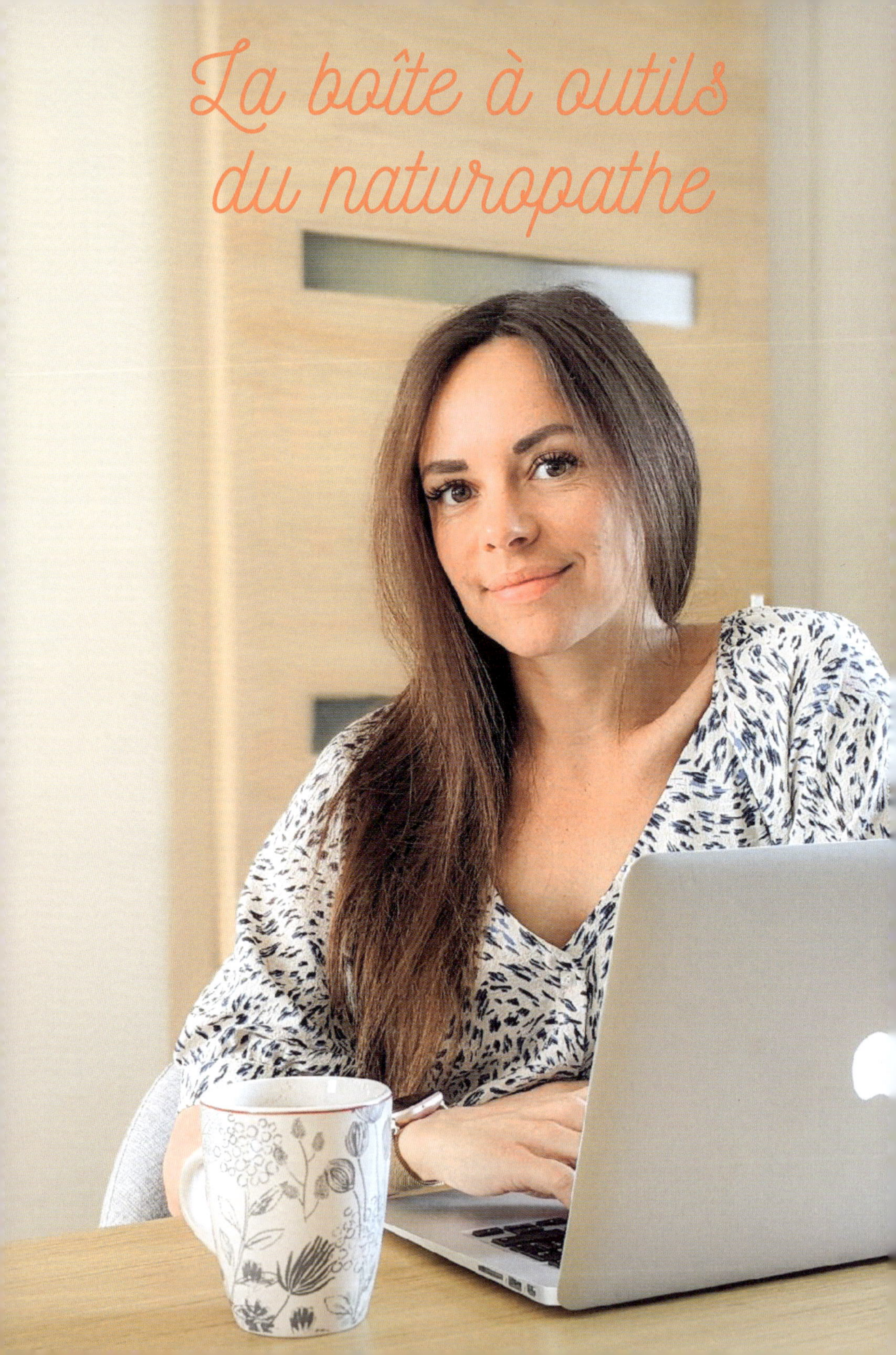

Le travail du naturopathe se fait principalement en travaillant sur les piliers de santé que nous avons vus précédemment : rééquilibrage alimentaire, activité sportive, amélioration du sommeil, meilleure gestion du stress et soutien de l'immunité. Le naturopathe dispose d'outils complémentaires pour accompagner son consultant vers l'atteinte de ses objectifs. Voici une vue d'ensemble des différentes techniques.

La psycho-relaxation

En naturopathie, on utilise et recommande plusieurs techniques de psycho-relaxation pour faire baisser le stress, mieux gérer son quotidien et s'épanouir au maximum. La relaxation permet de se libérer du mental et de se reconnecter à son corps.

La forme de relaxation la plus accessible est sans nul doute la méditation.

La méditation est une pratique mentale qui vise à atteindre un état de pleine conscience. La méditation aide à comprendre son mental plutôt que de « batailler » avec lui. Elle n'est pas mystique et n'a pas besoin d'être spirituelle (même si elle peut l'être). Elle n'est liée à aucune croyance ou religion. La méditation la plus accessible est la méditation dite « de pleine conscience ». Il s'agit simplement d'être « là maintenant ».

Comment se passe une séance ?

Seul ou en groupe, l'objectif est de poser son attention, assis ou allongé, sans rien faire et d'observer son souffle. La respiration est l'ancrage principal de la méditation. Elle nous permet de toujours revenir au moment présent. Les pensées passent. On les observe sans les juger en revenant toujours au souffle, comme un fil qui nous guide pendant ces minutes de relaxation.

Vous pouvez pratiquer la méditation seul à la maison, ou avec des applications ou des vidéos YouTube qui vous guideront. C'est le mieux pour débuter !

Qu'apporte la méditation ?

Tellement de choses ! Une pratique quotidienne de la méditation permet, sans changer énormément ses habitudes, d'améliorer considérablement sa qualité de vie ! Diminution du stress et de l'anxiété, meilleur sommeil, meilleure concentration : les bienfaits de la méditation sont nombreux. On sort du mental et des ruminations pour revenir dans l'instant présent et s'apercevoir que « là, maintenant, tout de suite, tout va bien ».

Petit bonus pour les runners qui lisent ce livre : j'utilise aussi beaucoup la méditation en running, car la respiration en est l'un des piliers. Elle permet de mieux gérer son souffle pendant l'effort. Les idées sont canalisées sur l'air qui entre et sort des poumons. Cela facilite la concentration.

Introduction à la sophrologie

La sophrologie est une technique d'harmonisation du corps et de l'esprit qui permet de retrouver un équilibre entre les émotions, les pensées et les comportements erronés. Elle allie plusieurs techniques de relaxation basées sur la respiration, le relâchement musculaire et la pensée positive. Elle se pratique avec un sophrologue, une personne formée à la sophronisation. La sophrologie est un croisement de la méditation, du reiki, du yoga, du zen.

Comment se passe une séance de sophrologie ?

Elle est découpée en trois temps et débute toujours par un temps d'accueil et d'échange avec le sophrologue. Cette étape permet d'exprimer ses besoins, ses envies, mais également de faire connaître au sophrologue son état général qu'il soit physique ou émotionnel.

Cet échange est suivi par l'enchaînement d'exercices de sophrologie, à savoir les relaxations dynamiques (stimulations corporelles associées à la respiration), ainsi que les sophronisations (visualisations d'images positives guidées par la voix du sophrologue).

Enfin, la séance se termine à nouveau sur un temps d'échange qui permet cette fois d'exprimer au sophrologue les ressentis vécus au cours de la séance.

Quels sont les bienfaits de la sophrologie ?

La sophrologie va apporter des réponses à des problèmes fréquemment rencontrés comme : le manque de concentration, les dépendances, les maladies psychosomatiques, les insomnies, les phobies, l'anxiété, le stress...

Un suivi de sophrologie permet de se libérer des tensions, retrouver le calme et la paix intérieure. Les relations aux autres et à soi-même sont améliorées. C'est une pratique efficace pour mieux dormir, arrêter de fumer, diminuer le stress au quotidien, lutter contre la dépression, être accompagné sur un objectif sportif, professionnel ou personnel, en préparation à l'accouchement.

Bref, les domaines d'application de la sophrologie sont extrêmement nombreux !

L'hydrologie

L'hydrologie est une technique qui utilise l'eau, par voie externe ou par voie interne, dans le but de retrouver ou de maintenir la santé. Vous pouvez également la rencontrer sous le nom d'hydrothérapie.

Les techniques thérapeutiques utilisant l'eau sont relativement anciennes : l'eau est le symbole de la vie depuis toujours.

L'eau par voie externe, grâce à la vascularisation importante de la peau, va permettre d'agir sur celle-ci.

Ainsi, la chaleur aura un effet de vasodilatation (nos vaisseaux sont dilatés) et le froid un effet de vasoconstriction (le diamètre des vaisseaux devient plus fin) et l'alternance chaud/froid permettra une « gymnastique » des vaisseaux sanguins.

Les humeurs sont les liquides physiologiques qui circulent dans l'organisme : le sang, la lymphe, les liquides intracellulaires et extracellulaires, qui se chargent de toxines puisqu'ils ont un rôle de purificateur.

Du fait d'une vasodilatation en cas de chaleur, les liquides seront donc attirés vers la peau et vont permettre de faire un petit nettoyage des organes.

À l'inverse, le froid va chasser les humeurs à l'intérieur du corps, ils vont donc congestionner et stimuler les organes internes.

Les bienfaits de l'eau froide

L'eau froide apaise la douleur et possède une action anti-inflammatoire. Elle est stimulante et permet de booster le système immunitaire.

D'une manière générale, l'eau froide permet de développer la résistance et la vitalité, de stimuler l'élimination urinaire et le système digestif.
Il a également été constaté que le bain froid et la douche froide augmentent :

- le taux de globules blancs ;
- le taux d'hémoglobine, ce qui améliore l'oxygénation ;
- le taux de coagulation ;
- la glycémie ;
- le débit cardiaque.

Je ne peux que vous inviter à pratiquer la douche froide... Ou la « demi-douche froide » comme je le fais. Je termine toutes mes douches par un jet d'eau glacée, jusqu'à la taille ! Coup de fouet et sensation de jambes légères garantis.

Petite astuce minceur : le froid augmentant la combustion du sucre et le nombre de calories brûlées, il est intéressant, dans le cadre d'une perte de poids, de prendre des douches froides, selon le mode suivant (à pratiquer avant un repas, jamais après) :

Prendre une douche froide pendant cinq minutes ; puis prendre un temps de repos de 5 minutes ; puis prendre une nouvelle douche froide de cinq minutes.

Les bienfaits de l'eau chaude (entre 32 et 38 degrés)

Le chaud va dilater les capillaires sanguins. Il va donc augmenter le rythme cardiaque en élevant la température du corps, tout en baissant la pression sanguine. L'oxygénation est meilleure.

En augmentant la température interne, la douche chaude va aider à décongestionner les organes internes. Elle permet également de se relaxer psychologiquement et musculairement.

La douche chaude le soir permet de favoriser la relaxation et le sommeil.

Focus sur les bienfaits du hammam (50 à 60 °C)

Appelé bain maure ou bain turc, le hammam est un bain d'air chaud saturé d'humidité, qui puise ses origines dans les thermes romains.

Le hammam s'est développé du Maghreb jusqu'au Moyen-Orient.

Le hammam est très intéressant à plusieurs titres :

- Il stimule les glandes sudoripares et active l'émonctoire peau : en effet, sous l'effet de la chaleur, les pores de la peau vont se dilater et la transpiration va se déclencher ; il sera alors indiqué aux personnes qui ont du mal à transpirer, même en ayant une activité physique : cela leur permettra d'évacuer des toxines accumulées ;
- Il active la circulation sanguine : sous l'effet de la chaleur, les vaisseaux sanguins se dilatent, améliorant la circulation ; il sera proposé aux personnes ayant tendance aux jambes lourdes ou après une séance de sport qui sollicite beaucoup les muscles ;

- Il décongestionne les bronches par effet vasodilatateur : il sera intéressant pour les personnes qui font des bronchites chroniques ou de l'asthme chronique ;
- Il détend et relaxe : la chaleur permet la détente. Le fait de transpirer permet également de se sentir plus « léger », plus serein et de permettre un bon sommeil ; il sera conseillé aux personnes stressées, angoissées, anxieuses, aux personnes qui ont du mal à trouver le sommeil.

Focus sur la bouillotte !

On l'applique principalement sur le foie ou sur les intestins. C'est une amie formidable pour diminuer les spasmes et maux de ventre (liés aux cycles ou à la digestion), mais aussi pour apaiser la colère (qui se loge dans le foie).

Elle apaise les tempéraments anxieux et favorise la détente et le sommeil lorsqu'elle est placée sur le plexus solaire.

Enfin, elle permet de diminuer les douleurs cervicales et lombaires lorsqu'elle est placée dans le dos.

L'hydrothérapie fonctionne aussi par voies internes avec par exemple la cure Hanich, le lavement intestinal ou encore l'hydrothérapie du côlon. Ces cures nécessitent l'accompagnement d'un professionnel de santé et ne seront donc pas développées dans cet ouvrage.

Focus sur l'inhalation

En cas de maladies ORL type rhumes, sinusites, rhinopharyngites, inhaler de la vapeur d'eau chaude permet de fluidifier les mucosités.

Il est même possible d'y ajouter quelques gouttes d'huile essentielle d'eucalyptus radié.

En cas d'asthme, l'inhalation de vapeur d'eau chaude peut également être intéressante pour dilater les bronches (en complément évidemment, d'un traitement médical adapté !).

Recette d'inhalation contre les problèmes ORL :

Versez dans un bol d'eau frémissante ou un inhalateur : 2 gouttes d'huile essentielle d'eucalyptus radié + 2 gouttes d'huile essentielle de thym + 1 goutte d'huile essentielle de lavande + 1 goutte d'huile essentielle de ravintsara.

Inhalez (en respirant par le nez et par la bouche) pendant 10 minutes, 2 fois par jour. Gardez les yeux fermés afin d'éviter les irritations.

Les techniques manuelles

Lorsqu'on parle de techniques manuelles, on parle de massages non médicaux comme les massages bien-être, le massage californien, les massages ayurvédiques, le palper-rouler ou encore les onctions aromatiques.

Les techniques manuelles permettent de relancer la circulation sanguine et lymphatique et de déloger les toxines accumulées sous la peau. Elles permettent également une grande relaxation, le dénouement des tensions musculaires.

Un massage permet au corps de baisser le cortisol (hormone du stress) et de libérer des endorphines (antidouleur).

Les énergies retrouvent aussi plus de fluidité et circulent de nouveau dans le corps.

Les onctions aromatiques à réaliser à la maison

Une onction aromatique consiste en l'application d'un mélange d'huile végétale (le support) et d'huiles essentielles (qui contiennent les principes actifs) sur différentes zones corporelles.

Onction anticellulite

50 ml d'huile végétale de noyau d'abricot
60 gouttes d'huile essentielle de menthe poivrée
30 gouttes d'huile essentielle d'eucalyptus citronné
30 gouttes d'huile essentielle de lavande aspic
60 gouttes d'huile essentielle de citron

Appliquer sur la zone concernée et masser 10 minutes chaque jour, des extrémités vers le cœur pour faciliter le drainage.

Onction détox

50 ml d'huile végétale de calophylle inophylle
90 gouttes d'huile essentielle d'hélichryse italienne
90 gouttes d'huile essentielle de citron
90 gouttes d'huile essentielle de cèdre de l'Atlas
30 gouttes d'huile essentielle de menthe poivrée

Masser des chevilles jusqu'en haut des cuisses en exerçant une légère pression circulaire avec le pouce pour stimuler le système lymphatique. Insister sur le pli de l'aine où se trouvent les ganglions lymphatiques.

Onction énergisante

50 ml d'huile végétale de bourrache
30 gouttes d'huile essentielle d'épinette noire

10 gouttes d'huile essentielle de menthe poivrée.

Masser le dos en insistant sur la zone des glandes surrénales (au-dessus des lombaires).

Onction relaxante

50 ml d'huile végétale d'amande douce
30 gouttes d'huile essentielle de lavande vraie
30 gouttes d'huile essentielle de camomille romaine

Appliquer sur tout le corps, en massage lent et profond en fin de journée pour se relaxer.

Les techniques réflexes

Découvrir la réflexologie !

Dans le cadre de mes études de naturopathie, j'ai été formée à la réflexologie plantaire et palmaire. Je ne pensais pas adhérer autant à cette technique et pourtant, cette pratique a été un véritable coup de cœur !

Cette médecine traditionnelle chinoise est née il y a plus cinq mille ans, en Chine. Cette technique réflexe part du postulat qu'une véritable cartographie miniature de notre corps est représentée sur nos pieds et nos mains. Et donc que ces derniers possèdent les terminaisons nerveuses de tous les organes de notre corps.

Elle se pratique en exerçant une pression soutenue, avec le bout des doigts, sur des zones ou des points réflexes situés sur les pieds ou les mains. Ces points correspondent à des organes ou des fonctions organiques. La réflexologie n'est pas une technique de massage, même si on pourrait le penser à première vue. Quand on reçoit un premier soin, on se rend rapidement compte qu'il ne s'agit pas d'un confortable massage des pieds. Les pressions sont soutenues et peuvent être sensibles si les organes correspondants sont déséquilibrés. Mais les effets sont incontestables.

La réflexologie ne prétend pas guérir des maux spécifiques. Elle cherche plutôt à apporter un certain soulagement à toutes sortes d'affections :

maux de tête ou de dos, syndrome prémenstruel, stress, troubles respiratoires, etc.

En libérant certains blocages physiques ou émotionnels, la réflexologie plantaire permet de restaurer un équilibre en permettant de lâcher des tensions accumulées au fil des ans, de renforcer un terrain fragilisé ou de soulager des problèmes plus aigus.

Aujourd'hui, je la pratique sur mes proches mais aussi sur moi-même ! On peut facilement pratiquer la réflexologie palmaire sur soi, pour se détendre, apaiser une tension, un stress, pour gérer les migraines ou encore améliorer la digestion. Je vous partage donc quels points de pression à retenir pour soulager vos maux du quotidien :

Favoriser le sommeil

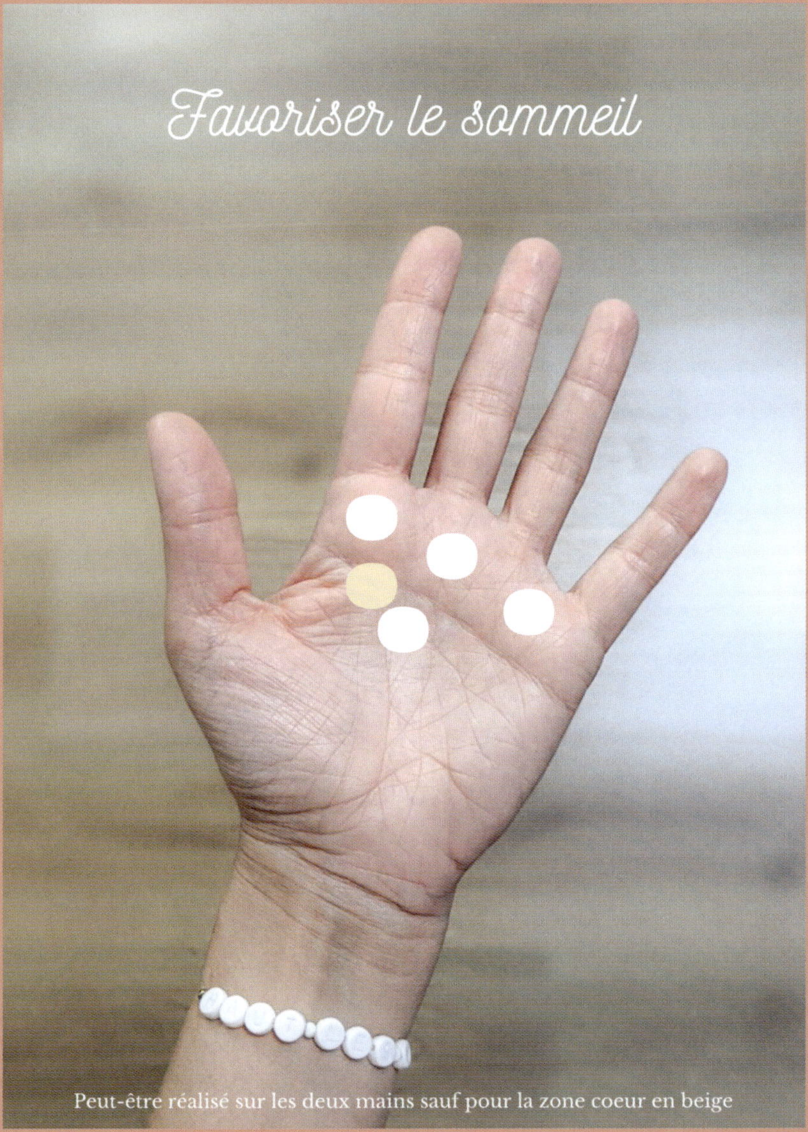

Peut-être réalisé sur les deux mains sauf pour la zone coeur en beige

“

Pour apaiser les tensions et favoriser le sommeil, nous allons travailler sur le plexus solaire, le cœur et les poumons. Masser la zone indiquée par petits mouvements circulaires avec le pouce de la main opposée.

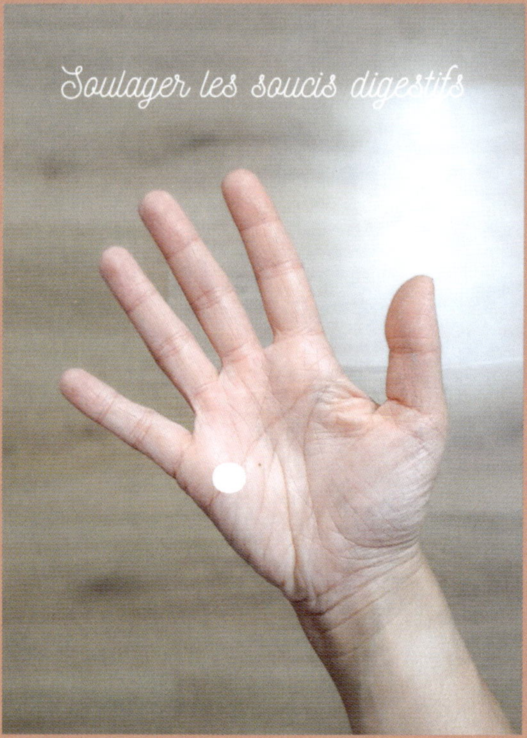

Remarque : ma paume gauche est celle où il y a un bracelet !

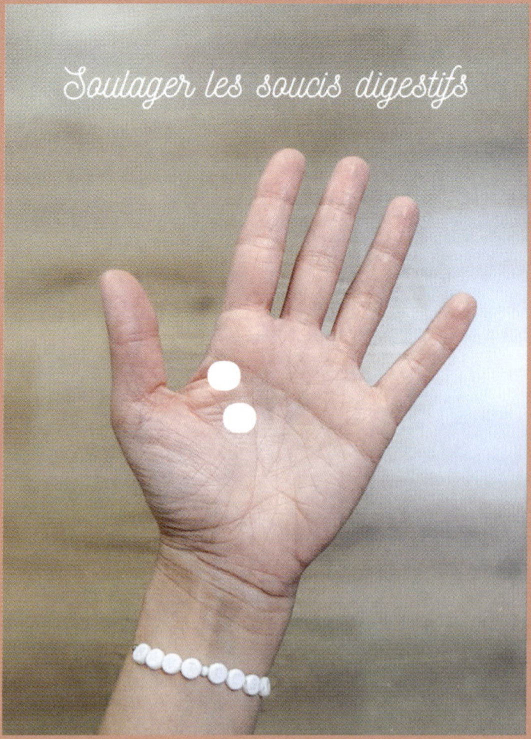

“

Pour soulager les soucis digestifs, nous allons travailler sur l'estomac et le foie. Masser la zone indiquée par petits mouvements circulaires avec le pouce de la main opposée.

Apaiser les migraines

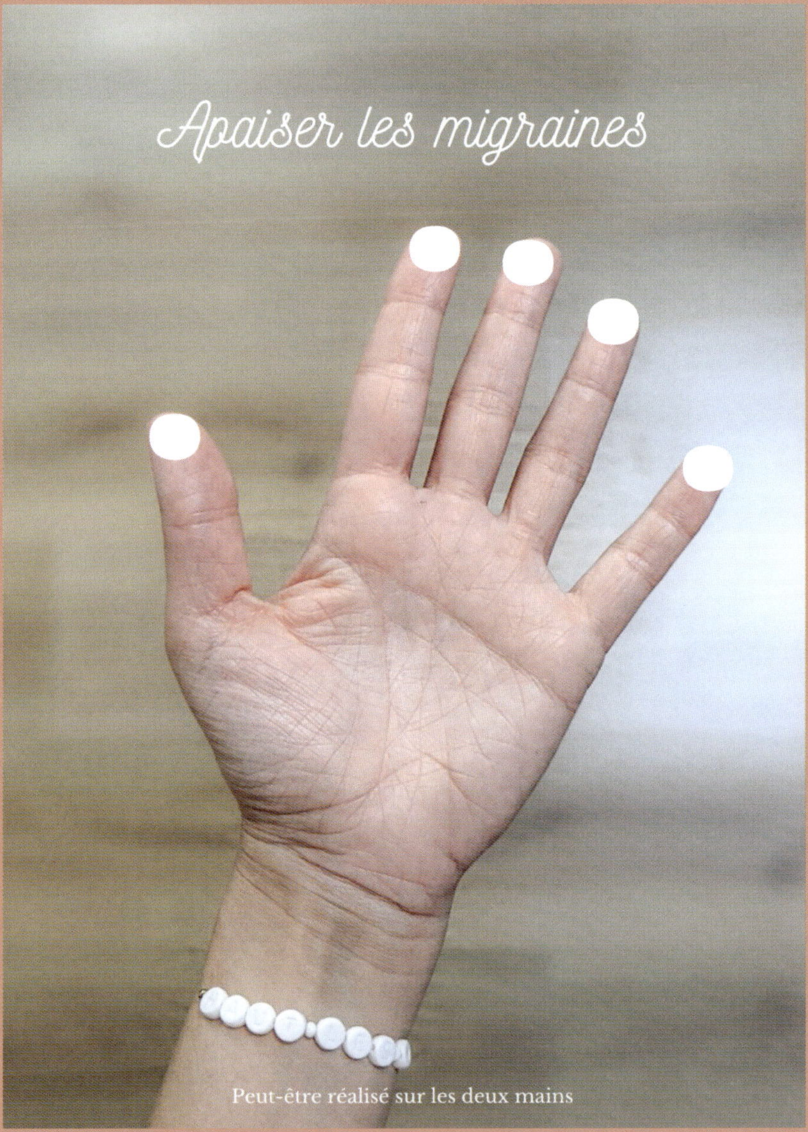

Peut-être réalisé sur les deux mains

“

Pour apaiser les migraines, nous travaillerons la tête et les cervicales. Masser la zone indiquée par reptations : on peut comparer le mouvement du pouce à celui d une chenille qui avance. Pour effectuer le geste, il faut plier et déplier l’articulation du pouce sans marquer d’arrêt. Le geste doit rester fluide et le rythme régulier.

Apaiser le syndrome prémenstruel

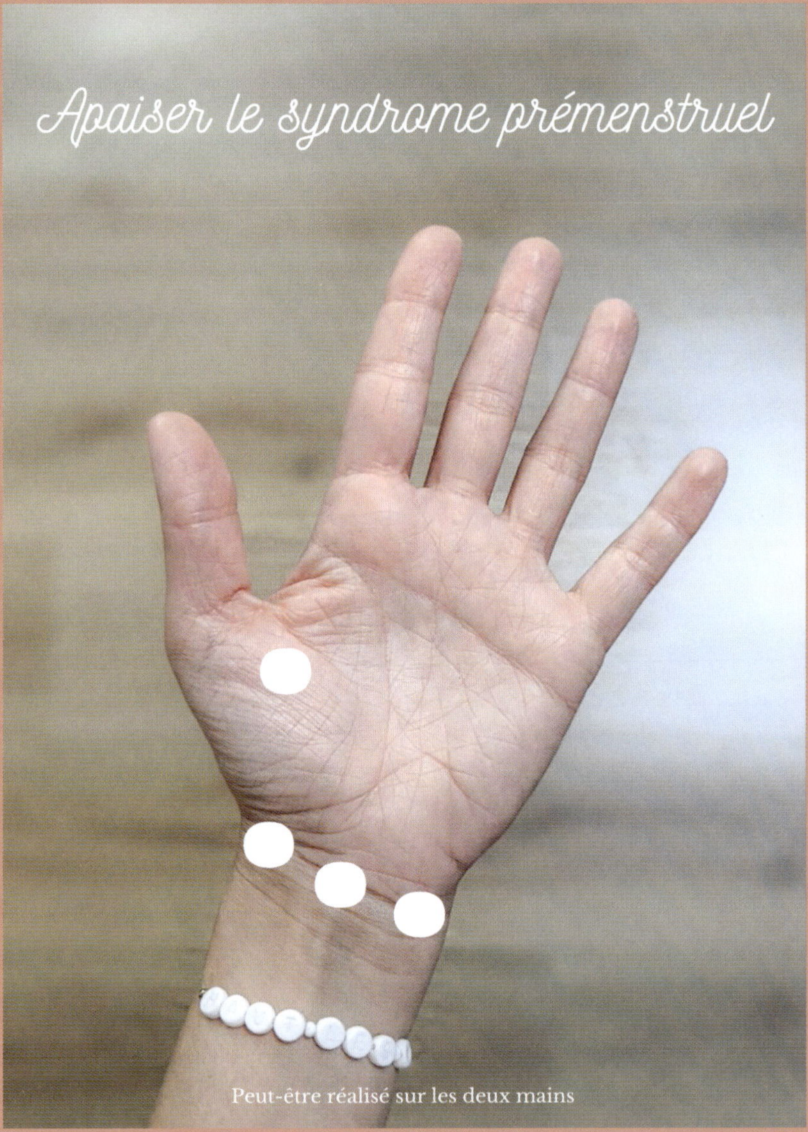

Peut-être réalisé sur les deux mains

“

Pour apaiser les maux liés au syndrome prémenstruel, on travaillera sur le système génital et les glandes surrénales. Masser la zone indiquée par petits mouvements circulaires doux avec le pouce de la main opposée.

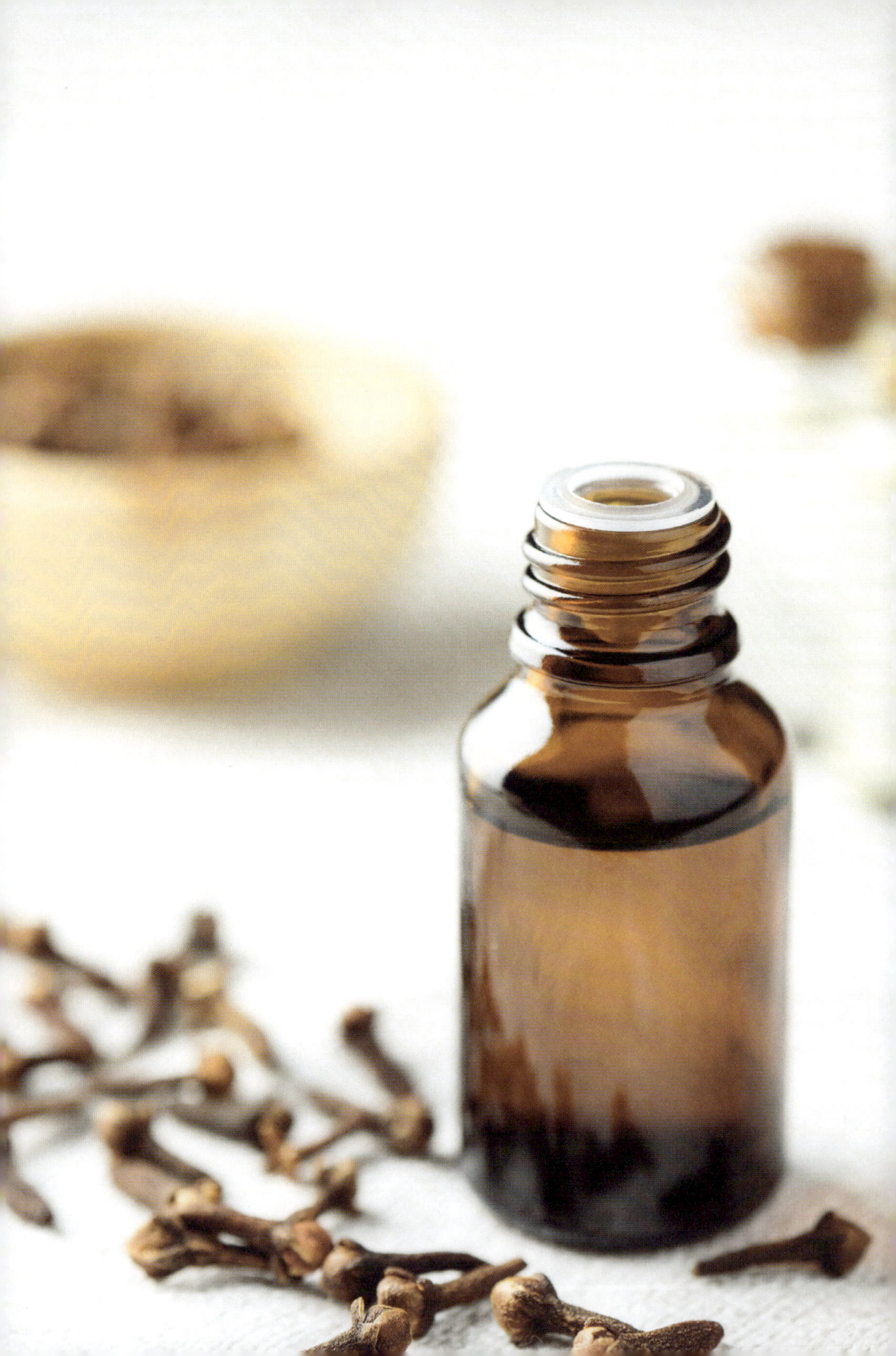

La phyto-aromatologie

La phyto-aromathérapie est une technique thérapeutique préventive et curative associant les plantes (en tisanes, infusions, décoctions, en gemmothérapie) et les essences de plantes (ou huiles essentielles).

C'est la partie la plus connue de la naturopathie, celle à laquelle on pense assez spontanément : « Ah oui, en naturo, vous soignez avec les plantes ! »

L'efficacité des plantes pour se soigner n'est plus à démontrer. La médecine par les plantes remonte à l'aube de l'humanité. Des fouilles archéologiques ont dévoilé qu'il y a 35 000 ans, les hommes de Cro-Magnon utilisaient certaines plantes comme la camomille, le chanvre, l'ortie, l'achillée millefeuille, le lin, le pavot et la valériane. Les premiers « naturopathes » datent de cette lointaine époque où l'usage des plantes médicinales revêtait pour les hommes un caractère sacré !

L'histoire raconte qu'au XVIIe siècle, pendant la grande peste, quatre voleurs profitent du chaos pour voler les maisons abandonnées et détrousser la population sans jamais tomber malades. Ils furent arrêtés et la liberté leur fut promise à condition qu'ils révèlent leurs secrets. Ils avouèrent qu'ils se frottaient le corps entier avec un vinaigre antiseptique, appelé « vinaigre des 4 voleurs » : une macération de plantes antiseptiques contenant, entre autres, du romarin, de la sauge, de la lavande, du clou de girofle et de l'ail !

Je vous propose une sélection de mes plantes médicinales préférées, celles que j'utilise au quotidien et que je recommande chaleureusement en consultation !

Les 10 huiles essentielles indispensables :

ATTENTION ! D'une façon générale, les huiles essentielles sont fortement déconseillées aux enfants de moins de 3 ans, aux femmes enceintes ou en période d'allaitement, ainsi qu'aux personnes souffrant de troubles neurologiques tels que l'épilepsie.

Tea tree : Impossible de passer à côté et vous le connaissez sans doute déjà, le tea tree est incontournable ! C'est l'une des huiles les plus polyvalentes que je connaisse : antibactérienne, antifongique et protectrice de la peau. On l'utilise pour booster les défenses immunitaires, contre les affections bucco-dentaires (aphtes, gingivite), contre les imperfections cutanées (acné), contre les maux de gorge ou encore pour décongestionner le système veineux (en prévention des varices et hémorroïdes).

Comment l'utiliser ?

En interne : 2 gouttes, 2 à 3 fois par jour, sur un comprimé neutre ou dans une cuillère de miel pendant 5 jours maximum.
En externe : diluez 3 gouttes dans une cuillère à café d'huile de jojoba.

Ravintsara : Huile essentielle connue comme le meilleur antiviral et anti-infectieux, elle est efficace contre toutes les maladies à virus : grippe, zona, herpès, gastro-entérite. Elle est également un excellent stimulant du système immunitaire.

Comment l'utiliser ?

En interne : 2 gouttes, 2 à 3 fois par jour, sur un comprimé neutre ou dans une cuillère de miel pendant 5 jours maximum.

En externe : diluez 3 gouttes dans une cuillère à café d'huile de jojoba en massage sur le torse.

Lavande fine : Je l'utilise pour apaiser les situations de stress, d'angoisse ou d'anxiété. Elle est très efficace sur les troubles nerveux : palpitations et insomnies.

Elle est également apaisante et décontractante pour les muscles après le sport.

Enfin, on l'utilise également pour ses vertus cicatrisantes : eczéma, mycose, acné, psoriasis, démangeaisons.

Comment l'utiliser ?

En interne : 2 gouttes, 2 à 3 fois par jour, sur un comprimé neutre ou dans une cuillère de miel pendant 5 jours maximum.
En externe : diluez 3 gouttes dans une cuillère à café d'huile de jojoba en massage sur le plexus solaire pour le stress et le sommeil, ou sur les problèmes de peau.
En diffusion : 20 minutes 3 fois par jour

Eucalyptus radié : C'est un antiviral efficace contre les affections respiratoires et ORL : bronchite, laryngite, otite, sinusite, rhinopharyngite. Elle a également une excellente action expectorante sur les toux grasses.

Enfin, elle est stimulante et permet de relancer l'énergie en cas de fatigue.

Comment l'utiliser ?

En interne : 2 gouttes, 2 à 3 fois par jour, sur un comprimé neutre ou dans une cuillère de miel pendant 5 jours maximum.
En diffusion : 20 minutes 3 fois par jour

Gaulthérie couchée : L'indispensable des sportifs ! Pour l'odeur on repassera, mais elle est excellente pour le confort articulaire et musculaire, pour apaiser les tendinites, les crampes, l'arthrose. C'est un anti-inflammatoire puissant.

Comment l'utiliser ?

En externe : diluez 3 gouttes dans une cuillère à café d'huile d'arnica en massage sur la zone à détendre. Attention : pas d'exposition au soleil après l'application !

Menthe poivrée : C'est un excellent tonique aux multiples propriétés ! On l'utilise pour apaiser les migraines (1 goutte sur les tempes, attention aux yeux !), pour booster la concentration ou encore pour soutenir le système digestif (nausées, fatigue du foie, ballonnements). Elle est antibactérienne et antivirale et donc très utile dans les cas de gastro-entérite.

Enfin, elle est décongestionnante des voies ORL (c'est l'amie des nez bouchés !).

Comment l'utiliser ?

En interne : 2 gouttes, 2 à 3 fois par jour, sur un comprimé neutre ou dans une cuillère de miel pendant 5 jours maximum.
En externe : diluez 3 gouttes dans une cuillère à café d'huile de jojoba en massage sur le ventre ou pure sur de petites surfaces.

Clou de girofle : C'est une huile essentielle antibactérienne et anti-inflammatoire aux effets anesthésiants. Je l'utilise pour les affections buccales : aphtes, coupures, douleurs dentaires. C'est également un stimulant réputé en cas de grande fatigue.

Comment l'utiliser ?

En interne : appliquer une goutte d'huile essentielle sur la zone à traiter à l'aide d'un coton-tige.
En externe : diluez 3 gouttes dans une cuillère

à café d'huile de jojoba en massage le long de la colonne vertébrale.

Épinette noire : Avant tout tonique, elle stimule le système immunitaire et donne un bon coup de fouet ! Elle permet de résister contre la fatigue.

Elle est anti-infectieuse des voies respiratoires (sinusite, bronchite).

Comment l'utiliser ?

En externe : diluez 3 gouttes dans une cuillère à café d'huile de jojoba en massage le long de la colonne vertébrale.

Mandarine : C'est une huile antistress majeure. Son odeur est délicieuse et réconfortante. Elle est sédative, relaxante, calmante. On l'utilise pour apaiser les états d'angoisse et d'excitation ainsi que les troubles du sommeil.

Petit plus : comme tous les agrumes, elle peut être utilisée pour les massages anticellulite.

Comment l'utiliser ?

En interne : 2 gouttes, 2 à 3 fois par jour, sur un comprimé neutre ou dans une cuillère de miel pendant 5 jours maximum.

En externe : diluez 3 gouttes dans une cuillère à café d'huile de jojoba en massage sur le plexus solaire pour le stress et le sommeil et sur les poignets.
En diffusion : 20 minutes 3 fois par jour.

Palmarosa : Une huile essentielle utile à avoir dans sa trousse de beauté. Elle est efficace contre de nombreux problèmes cutanés : acné, eczéma, mycose, plaies, car elle est régénérante.

Elle est également anti-infectieuse, antivirale et antifongique (troubles ORL, cystite, mycoses) !

Comment l'utiliser ?

En externe : diluez 3 gouttes dans une cuillère à café d'huile de jojoba en massage dans le cou pour les affections ORL ou sur le ventre et bas-ventre pour les affections intestinales et urinaires.

Ajoutez deux gouttes dans votre crème de nuit pour les affections cutanées.

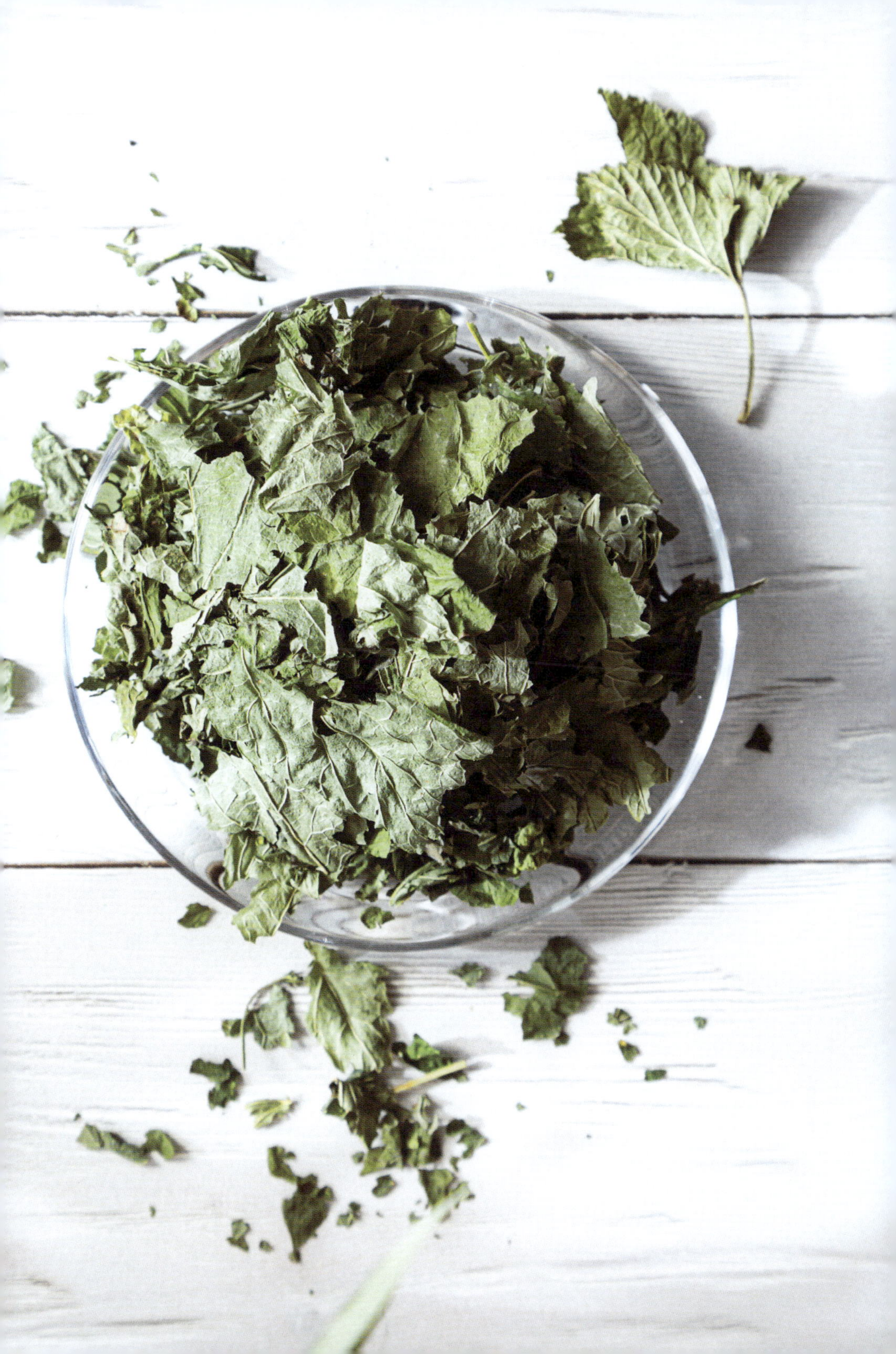

Mes infusions préférées

L'infusion utilise les parties molles des plantes fraîches ou sèches comme les fleurs ou les feuilles fines. Elle nécessite de l'eau à peine frémissante qui est versée sur la plante, puis un temps d'infusion d'environ 5 minutes est observé avant de filtrer. L'utilisation des tisanes pour améliorer la santé existe depuis des siècles !

On notera que pour préserver les principes actifs des plantes, il faut respecter quelques consignes. Rien de compliqué, vous allez voir !

- On utilise une eau de qualité : faiblement minéralisée et filtrée.
- On ne fait pas bouillir l'eau, elle doit juste frémir
- On respecte le temps d'infusion !
- On ne double pas les doses, ça ne fait pas guérir plus vite !
- On ne réchauffe pas une tisane.

Une tisane pour booster l'immunité : le thym

Le remède de grand-mère par excellence ! Très présent en Méditerranée, le thym pousse aisément dans une grande partie du monde, partout en France, mais aussi sur la majorité de l'Europe et en Asie par exemple. Il existe plusieurs sortes de thyms : commun, citronné, couché, officinal... qui sont utilisés aussi bien en cuisine pour leur goût et leur parfum, qu'en aromathérapie ou en infusion. Cette plante a une action tonifiante et fortifiante.

Riche en actifs, le thym est une plante aux multiples vertus. En plus de son action tonifiante, elle va être très bénéfique sur les voies respiratoires. Une infusion de thym est idéale lorsque la gorge est sensible ou bien qu'elle démange, en cas de toux persistante également. Elle permet alors de libérer les voies respiratoires.

Le thym booste le système immunitaire. J'en bois tout l'hiver, une à deux tasses par jour.

Une tisane pour avoir une jolie peau : la pensée sauvage

Cette plante aux fleurs violettes, jaunes et blanches, pousse dans toute l'Europe. On la retrouve dans les prairies rases et les champs.

Sa richesse en actifs naturels, tels que des flavonoïdes, des tanins, des acides phénoliques ou encore des mucilages, lui confère des vertus détoxifiantes. Elle est idéale pour la beauté et la santé des peaux à problèmes. Son action drainante et détoxifiante favorise l'élimination rénale des toxines présentes au niveau cutané.

Elle contribue ainsi au maintien d'une peau saine depuis l'intérieur, tout en améliorant l'apparence de la peau. On peut consommer 2 à 3 infusions de pensée sauvage par jour.

Une tisane pour être en forme : l'ortie

Comme beaucoup d'enfants, je détestais les orties quand j'étais petite ! Je les associais à des souvenirs désagréables de piqûres, brûlures et démangeaisons. La tige et la face supérieure des feuilles d'ortie sont armées de poils minuscules urticants. J'ai redécouvert l'ortie pendant mes études de naturopathie et c'est devenu l'une de mes plantes préférées. Ses bienfaits sont nombreux !

La feuille d'ortie est reconnue pour son action drainante puisqu'elle stimule la fonction d'élimination de l'organisme. Elle améliore l'élimination rénale, et participe ainsi au fonctionnement des voies urinaires. L'ortie est aussi utilisée pour son action sur les articulations, les muscles et les tendons.

L'ortie se révèle riche en minéraux, notamment le zinc, le magnésium, le calcium, le phosphore, le potassium et le fer ! Elle est donc recommandée en cas d'anémie fréquente.

C'est une plante, anti-inflammatoire et anti-oxydante aux vertus exceptionnelles.

On peut boire une à trois infusions par jour et en soirée.

Une tisane pour être zen : camomille

La camomille matricaire, parfois appelée camomille allemande, est l'une des plantes les plus utilisées dans l'Histoire. Vous la connaissez certainement comme une tisane de mamie pour favoriser un sommeil paisible. Elle calme en effet la nervosité en apaisant le corps et l'esprit et permet de trouver plus facilement le sommeil.

Mais c'est également une plante efficace pour faciliter la digestion grâce à ses propriétés antispasmodiques. Elle permet de limiter les troubles digestifs tels que les ballonnements. Enfin, elle apaise les douleurs liées aux cycles menstruels telles que les maux de ventre ou les crampes.

On peut boire 2 à 3 tasses par jour pendant le cycle, ou en cas de troubles digestifs, ou une tasse dans la soirée pour favoriser un sommeil apaisé.

Une tisane pour digérer : la menthe poivrée

La menthe poivrée est une plante considérée comme médicinale, que l'on retrouve un peu partout. Elle pousse notamment très bien en France. Très utilisée à la fois pour ses bienfaits comme pour son odeur très agréable et ses arômes puissants, elle peut servir en cuisine, être utilisée pour en faire des infusions, ou bien de l'huile essentielle.

Elle est équilibrante et tonique. On peut l'utiliser pour faciliter la digestion après un repas trop copieux. Elle soulage les spasmes digestifs et stimule les sécrétions biliaires. Elle peut alors être consommée en infusion, décoction ou tisane de feuilles séchées.

Elle permet également de lutter contre la fatigue car elle est stimulante.

On peut boire une à trois infusions par jour et en soirée.

Gemmothérapie, quelques plantes à connaître !

Pour faire simple, la gemmothérapie est la médecine par les bourgeons des plantes. Le bourgeon renferme toute la puissance et la propriété de la future plante. Si la gemmothérapie est de qualité, les bourgeons sont mis en macération dans un mélange d'eau de source, d'alcool de grain biologique sans gluten et de glycérine végétale biologique pendant 30 jours à l'abri de la lumière et de la chaleur.

La posologie pour un adulte est de 10 gouttes par prise, entre 1 et 3 fois par jour. Si vous prenez plusieurs macérats, vous devrez répartir la dose pour atteindre 10 gouttes au total : par exemple, 5 gouttes de chacun si vous prenez 2 bourgeons. Cette posologie sera réduite à 5 gouttes au total par prise pour les enfants et les femmes enceintes.

Figuier

Bourgeon régulateur du système nerveux, il est connu pour lutter contre le stress, les troubles du sommeil, la boulimie émotionnelle et les troubles digestifs en particulier ceux de l'estomac. Symboliquement, il aide à digérer aussi bien ce que l'on mange que les événements un peu compliqués.

Au niveau de l'estomac, il agit comme draineur. C'est un allié si vous souffrez d'ulcères gastriques, d'aérophagie, de reflux gastriques (chez l'adulte comme chez le nourrisson) ou de soucis digestifs.

Cette macération permet l'obtention d'un produit concentré en molécules qui aide à la détente et à la relaxation. Le figuier est parfait pour retrouver calme et sérénité, notamment en période de stress et de grande nervosité.

Tilleul

Le bourgeon de tilleul est multitâches ! Il est apaisant du système nerveux, il favorise le sommeil et aide à lutter contre les angoisses. Il apaise les troubles digestifs et cardiaques.

Il aide à avoir un sommeil réparateur. Il convient en cas de réveils nocturnes ou de problèmes d'endormissement notamment. Le tilleul est parfait pour retrouver la tranquillité et l'apaisement, notamment en période de stress et de grande nervosité. Il va agir sur l'ensemble de la sphère émotionnelle.

Bouleau pubescent

Ce bourgeon est un draineur général. Il agit en profondeur sur les émonctoires (foie, reins, poumons, intestins, peau). Le bourgeon de bouleau stimule les cellules spécifiques du foie qui participent à la détoxication. Il est conseillé en cas d'hépatite, un foie engorgé ou pour faire baisser le cholestérol. On l'utilise notamment au changement de saison pour soutenir les fonctions d'élimination de l'organisme.

Anti-inflammatoire par excellence (comme son huile essentielle en application locale), il sera indiqué sur les tendinites, la polyarthrite chronique ou l'arthrite et sera complémentaire du bourgeon de cassis.

Aubépine

L'aubépine, appelée « plante du cœur », agit sur le système cardiovasculaire mais aussi plus symboliquement sur les émotions. Elle régularise le rythme cardiaque, renforce les contractions du muscle cardiaque et améliore l'oxygénation du cœur en facilitant la circulation du sang dans les artères coronaires.

Dans le même temps, elle apaise les angoisses et la fragilité émotionnelle. Cette plante est donc parfaite pour se relaxer, gérer ses émotions et retrouver un sommeil plus serein également.

Gattilier

C'est l'allié de la femme. Le gattilier convient parfaitement pour aider la femme tout au long de son cycle menstruel. Il permet de redonner confort et bien-être, lors de cette période souvent peu agréable pour la femme. Il soulage les effets des hormones féminines et les douleurs liées aux menstruations. Il n'a pas d'effets secondaires et peut être utile à tout âge chez la femme, pour agir sur l'ensemble des effets dus aux dérèglements hormonaux.

Chêne

Vous connaissez l'expression « être fort comme un chêne ». Le bourgeon de chêne est un reconstituant de l'état général, physique, intellectuel et moral. C'est aussi un draineur général. Il aide à renforcer le système immunitaire.

Le chêne va agir sur toute la chaîne endocrinienne (des différentes glandes endocrines) : au niveau du cerveau et des organes sexuels. Il stimule également les surrénales. Il est un excellent adaptogène et il dynamise tout l'organisme. En cas de fatigue intense et de surmenage, il sera votre allié pour retrouver force et vitalité.

Les techniques respiratoires

La cohérence cardiaque

La cohérence cardiaque est une pratique personnelle de la gestion du stress et des émotions par la respiration, qui entraîne de nombreux bienfaits sur la santé physique, mentale et émotionnelle.

Elle permet d'apprendre à contrôler sa respiration afin de réguler son stress et son anxiété.

Il s'agit d'un état particulier de la variabilité cardiaque (capacité qu'a le cœur à accélérer ou ralentir afin de s'adapter à son environnement) et d'une véritable technique physiologique de contrôle du stress.

L'avantage, c'est qu'elle nécessite peu de temps : juste 5 minutes une, deux ou trois fois par jour.

Comment pratiquer la cohérence cardiaque ?

La méthode se résume par le « 365 » : trois fois par jour, on prend six respirations par minute, pendant cinq minutes. Il suffit d'inspirer sur 5 secondes et expirer sur 5 secondes (en comptant lentement jusqu'à 5).

Pour dynamiser l'organisme, on prend une inspiration plus longue que l'expiration : six secondes d'inspiration pour quatre secondes d'expiration. À l'inverse, pour s'apaiser, on prend une inspiration plus courte (quatre secondes) et une expiration plus lente (six secondes).

La cohérence cardiaque est vraiment formidable pour faire diminuer rapidement le stress et même pour s'endormir ! L'attention est posée sur le souffle et non plus sur les pensées incessantes. C'est radical !

La respiration carrée

Cette technique de respiration est issue du pranayama (les exercices de respiration du yoga). Je la pratique très régulièrement. Elle est efficace pour retrouver le calme et la sérénité, réduire la tension artérielle et détendre le corps et l'esprit en quelques minutes.

Installez-vous dans un endroit calme et dans une position confortable. Pour ma part, je pratique très souvent cet exercice, le soir, allongée sous ma couette !

Ensuite, vous pouvez commencer la respiration carrée qui se pratique en 4 phases d'une durée égale de 4 secondes :

- inspirez en comptant jusqu'à 4 ;
- retenez l'air avec les poumons pleins en comptant jusqu'à 4 ;
- expirez en comptant jusqu'à 4 ;
- retenez l'air avec les poumons vides en comptant jusqu'à 4 ;

Vous pouvez réaliser cet exercice 5 à 10 fois puis observer les sensations de votre corps. Ça fait du bien, n'est-ce pas ?

Les techniques énergétiques

Les techniques énergétiques font référence à l'utilisation de la lithothérapie (recours aux pierres) et aux différentes formes de magnétisme comme le reiki. Je ne développerai pas particulièrement sur la lithothérapie car je n'y suis pas formée, en revanche, j'ai passé le niveau 1 de reiki et c'est une pratique que j'aime énormément !

« Rei » signifie « puissance supérieure » et fait référence à l'univers. « Ki » est l'énergie. Le praticien reiki soigne en servant de « conduits » pour transférer l'énergie universelle vers le patient. Les flux énergétiques passent à travers ses bras, ses mains et arrivent au sujet. L'énergie « sait où elle doit aller » et circule librement à l'intérieur de la personne, venant spontanément nourrir et équilibrer les zones qui le nécessitent. Les soins reiki peuvent donc apaiser tous types de dysfonctionnements aigus ou chroniques, que ces affections soient « purement physiques » (douleurs, tensions, blessures, etc.) ou davantage liées au mental (troubles du comportement, de l'alimentation, manque de confiance en soi, peur, anxiété, dépression, etc.). Le succès du yoga, de la méditation, de la sophrologie et autres pratiques de médecine douce témoigne de cette volonté que nous avons de vouloir tendre vers une autre façon de prendre soin de soi, plus autonome et plus globale. Le reiki équilibre et harmonise les chakras. Il y en a sept, comme indiqué dans le visuel ci-dessous. Ce sont des « roues » énergétiques.

Je vous invite à faire une séance de reiki avec un praticien. Cela fait un bien fou pour se détendre et se défaire de la pression du quotidien !

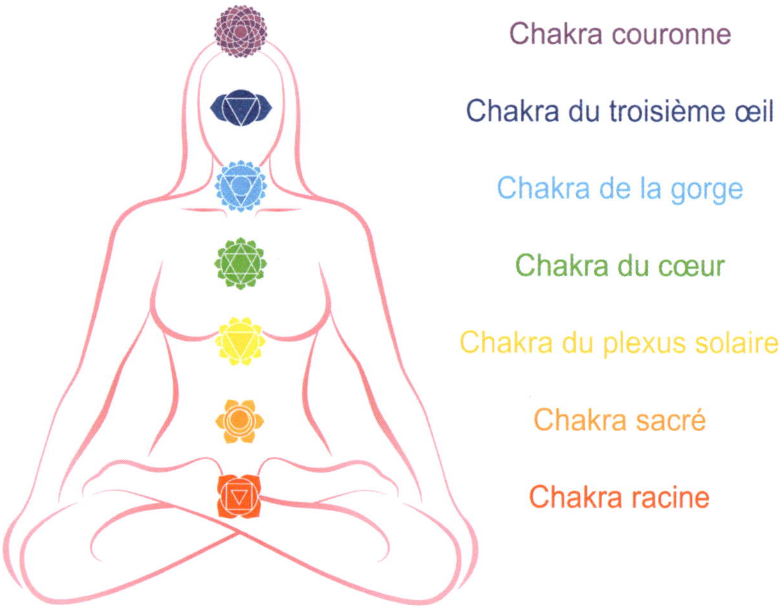
Chakra couronne
Chakra du troisième œil
Chakra de la gorge
Chakra du cœur
Chakra du plexus solaire
Chakra sacré
Chakra racine

Les techniques vibratoires

Les techniques vibratoires utilisent les couleurs, les rayonnements solaires, les vibrations et fréquences de la musique afin d'augmenter le taux vibratoire du corps ou des matières vivantes qui l'entourent. Cela a toujours pour but de conserver ou de rétablir un bon état de santé et d'énergie. Albert Einstein a dit : *« Concernant la matière, nous nous sommes trompés. Ce que nous avons appelé matière n'est que de l'énergie qui a ralenti sa vibration afin d'être perceptible par nos sens. Il n'y a pas de matière, tout vibre à des niveaux particuliers. »*

Chaque naturopathe travaille avec une ou plusieurs techniques vibratoires : chromothérapie, son, rayonnement solaire. Pour ma part, je travaille avec les fleurs de Bach !

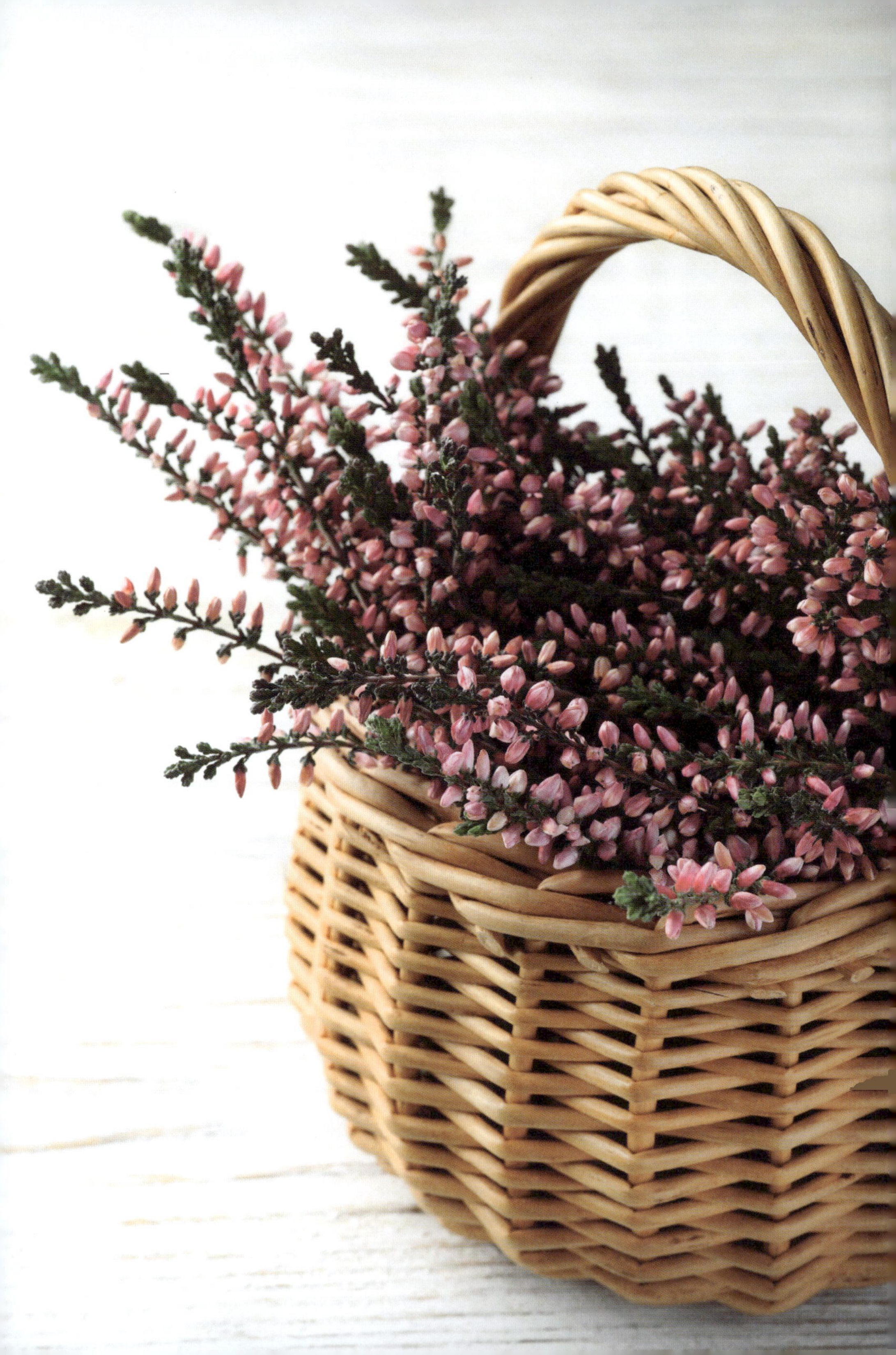

Connaissez-vous les fleurs de Bach ?

Le Dr Bach a répertorié 38 fleurs correspondant chacune, selon lui, à un état d'esprit particulier. Il les a rassemblées au sein d'élixirs floraux appelés fleurs de Bach. À base de fleurs d'arbre et de fleurs sauvages, elles soignent non pas la maladie, mais l'individu, en corrigeant ses émotions négatives. Un élixir floral est une eau dans laquelle « le taux vibratoire » spécifique d'une fleur a été transmis. Le fonctionnement des fleurs de Bach s'apparente à celui de l'homéopathie et de la phytothérapie. Selon la théorie, les élixirs floraux contiennent l'énergie de la plante originelle, ce qui permet de mettre en place le processus d'autoguérison de l'organisme.

Les fleurs de Bach peuvent être utilisées chez les enfants comme les adultes, il n'y a ni contre-indications, ni dangers, ni effets secondaires. On peut les consommer en spray buccal, en gouttes à déposer sous la langue ou à diluer dans un verre d'eau. Petite précision : il existe des versions avec et sans alcool.

Ci-dessous, je détaille quelques fleurs de Bach qui pourront vous soutenir mais notez qu'il en existe des dizaines d'autres. N'hésitez pas à vous rapprocher d'une naturopathe pour connaître les fleurs qui vous conviendront le mieux.

Cerato / Plumbago

Personne qui doute, qui a des incertitudes, qui manque de confiance en elle par rapport à son propre jugement, en ses convictions. Elle a toujours besoin des autres pour confirmer ou infirmer son opinion, ses projets quitte à s'y perdre et à le regretter par la suite, car ne correspondra pas à ses propres souhaits. Elle pose beaucoup de questions et entasse les informations qu'elle n'utilise que très rarement. Elle a tendance à imiter les gens qu'elle admire. Elle parle beaucoup et interrompt toujours les autres par ses questions. Elle vérifie sans cesse pour ne pas commettre d'erreurs. Elle réfléchit longtemps sur le pour et le contre. Souvent, elle doute une fois la décision prise. C'est une personne facilement manipulable. Elle est nerveuse et a la bougeotte.

-> Cerato permet de se recentrer, de percevoir plus clairement sa petite voix intérieure. Elle permet d'avoir confiance en sa certitude intérieure, de s'affirmer. Elle donne de l'assurance pour se fier à soi-même et à son intuition.

Scleranthus / Alène

Personne confrontée à un choix entre deux choses, qui ne demande pas l'avis des autres, mais qui ne parvient pas à prendre une décision. Elle hésite, est indécise. Souvent elle est versatile, elle change fréquemment d'opinion. C'est l'état de la personne qui lit plusieurs livres à la fois, qui est passionnée par plusieurs activités, mais sans vraiment en pratiquer une. Elle est prisonnière de sa dualité. Elle a souvent des sautes d'humeur, manque de concentration, ressent une agitation intérieure.

-> Scleranthus permet de devenir plus décisif, de retrouver son équilibre intérieur. Elle donne la capacité de choisir, de décider avec facilité, en prenant des décisions rapidement.

Gentian / Gentiane

Personne qui se décourage facilement, qui éprouve de la lassitude, qui est sceptique. Elle analyse, rumine beaucoup. Elle a des difficultés à être persévérante face aux échecs. Elle remet toujours tout en question. Elle s'interroge continuellement sur le sens de la vie, la mort... Sa tristesse, sa mélancolie sont visibles. C'est la personne qui est pessimiste en permanence. Elle abandonne au moindre grain de sable et elle doute toujours de pouvoir réaliser un projet. Elle a souvent une tendance dépressive.

-> Gentian donne la capacité de développer sa persévérance, en dépit des difficultés de la vie. Elle permet d'aller au bout d'un objectif, d'avoir confiance en l'avenir. Elle aide à construire la foi, qui permet d'admettre les difficultés sans éprouver de désespoir. Elle donne de la détermination, de la ténacité, de la volonté.

Gorse / Ajonc

Personne qui doute face aux échecs répétés, qui va se résigner. Elle a une lassitude intérieure, une sorte de désespérance. Elle voit la vie comme une souffrance, car elle est « au bout du rouleau », accablée. Elle perd totalement sa volonté. Elle va faire des efforts pour les autres, mais plus pour elle-même. Souvent elle attend que le miracle vienne de l'extérieur, sans être active. Elle ne croit plus à une amélioration et renonce à l'espoir. Elle décroche intérieurement et a besoin d'être soutenue en permanence ou d'un électrochoc pour redémarrer. Elle est triste, morose.

-> Gorse aide à retrouver la petite flamme, la foi et donne la certitude qu'on peut sortir des difficultés. Elle donne la capacité à puiser au fond de soi-même de nouvelles forces. Elle permet la renaissance.

Hornbeam / Charme

Personne qui est déjà fatiguée avant même d'avoir commencé. Elle n'arrive pas à sortir du lit. La motivation lui fait défaut. Sa fatigue est surtout mentale, ce qui l'empêche d'enclencher le mouvement. Elle manque de persévérance, de volonté et d'endurance. Elle est souvent routinière car elle préfère les automatismes commodes. Elle se considère paresseuse, flemmarde et remet souvent au lendemain ce qu'elle pourrait faire le jour même. Elle recherche souvent des excitants pour se stimuler.

-> Hornbeam agit comme un starter, en permettant d'enclencher l'action, en donnant la motivation et la certitude de mener jusqu'au bout les tâches. Elle redonne de la force, de la vitalité d'esprit. Elle redonne la joie de vivre dans les tâches quotidiennes.

Wild oat / Folle avoine

Personne qui n'a pas trouvé la direction à donner à sa vie, qui a l'impression d'être à un carrefour, mais qui a des difficultés à choisir et à trouver sa voie, sa vocation. Elle essaye beaucoup de choses, mais aucune d'elles ne la rend heureuse. Elle manque souvent de clarté au niveau de ses objectifs, car elle s'éparpille, elle est toujours à la recherche de quelque chose de nouveau et de différent. Elle ne va donc pas souvent au bout de ses expériences, de ses projets, car elle est passionnée au début, mais très vite désintéressée. Elle ne s'engage pas (peur de la routine) et entame plusieurs choses à la fois. Elle cherche toujours à réaliser quelque chose d'exceptionnel, pour finalement n'aboutir à rien. Elle est donc souvent frustrée.

-> Wild oat permet de se recentrer, de s'engager et ainsi de satisfaire ses ambitions profondes. Elle permet d'aller au bout des projets et d'en trouver pleine satisfaction. Elle permet l'affirmation de soi, l'ancrage de sa propre raison d'être, la confiance en ses choix.

Essayez de voir si vous vous reconnaissez dans certaines de ces fleurs. Suivez votre intuition. Vous pouvez prendre jusqu'à trois fleurs de Bach en même temps. Elles se trouvent dans les boutiques de produits naturels en ligne ou dans les magasins bio.

En traitement de fond, prenez trois gouttes sous la langue, trois fois par jour, pendant trois semaines.

Naturo… mais pas trop !

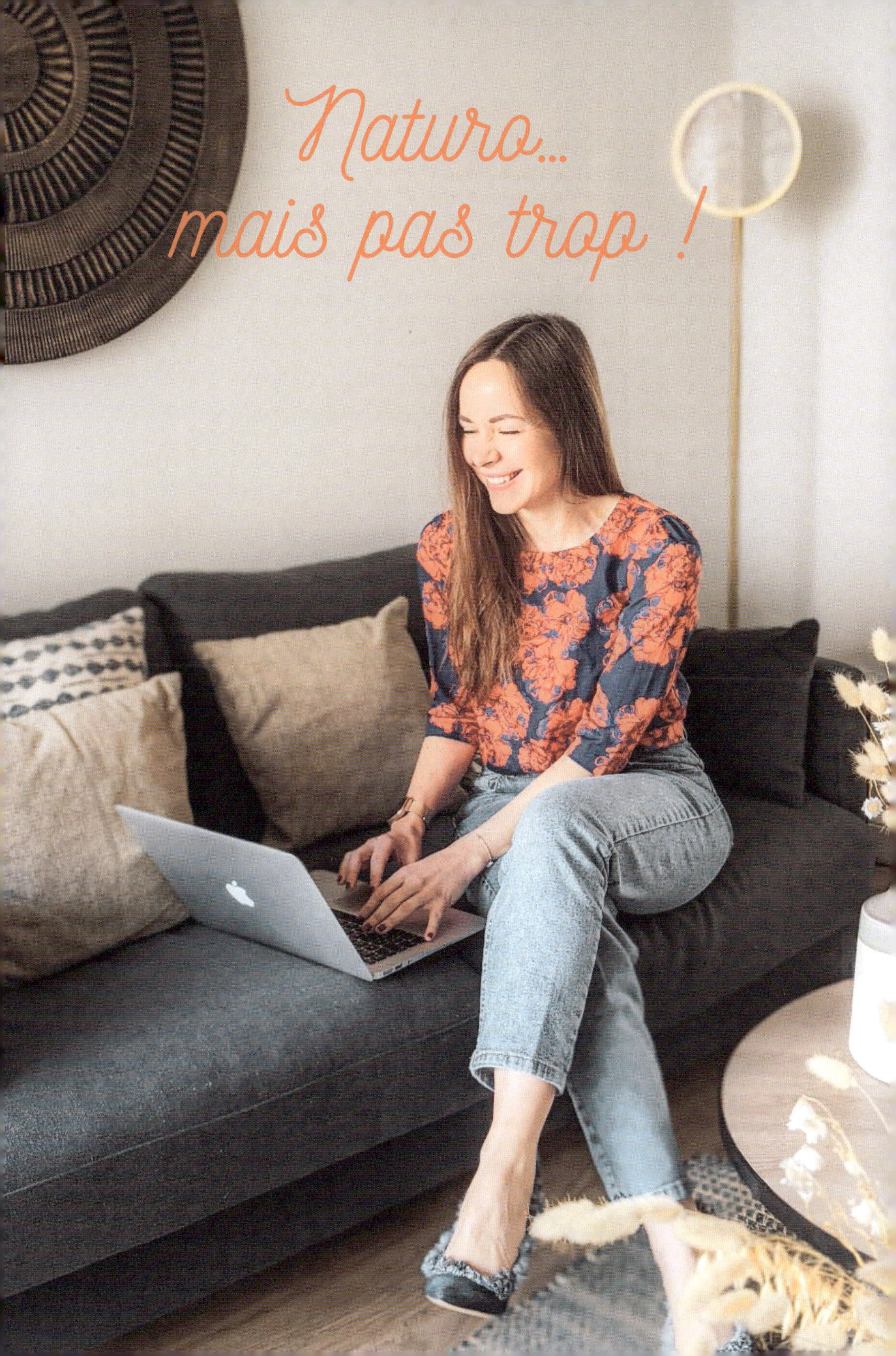

Nous arrivons dans la partie la plus importante de cet ouvrage, je pense ! Le « Mais ». La ponctuation. La prise de recul. La notion de flexibilité.

On ne va pas se mentir, la naturopathie demande parfois de limiter certaines sources de plaisir. Pour les clients qui arrivent avec des situations de santé largement dégradées, il faut compter plusieurs mois, voire plusieurs années, pour espérer retrouver un certain équilibre. Période pendant laquelle il peut y avoir, par exemple, des restrictions drastiques sur d'anciennes sources de plaisir qui sont en fait des dépendances (sucre, mauvais gras, alcool, etc.). Mais le jeu en vaut la chandelle et de nouveaux plaisirs, bien plus importants que les anciens, ne tarderont pas à apparaître. Ceux-là sont liés à la joie et à la liberté de retrouver son autonomie et sa mobilité, de s'alléger et de faire disparaître les souffrances de la maladie.

Au-delà de ces cas de santé très dégradée, la plupart d'entre nous n'avons pas besoin de couper ces sources de plaisir et partir sur une approche extrême et hygiéniste de la naturopathie. Je pense même que la souplesse est la clé pour adopter une bonne hygiène de vie pour la vie. Vos habitudes doivent vous soutenir et vous apporter du confort et non des frustrations. C'est pour cette raison que je parlais au début de ce livre, de limiter et non pas de supprimer certains aliments ou certaines habitudes. Supprimer implique de s'interdire des petits plaisirs qui selon moi sont indispensables pour maintenir la santé mentale ! Limiter implique d'avoir conscience de ce qui est bon pour nous tout en nous autorisant des aliments ou des habitudes parce qu'elles nous apportent un bien-être psychologique.

Envisager une nouvelle hygiène « pour la vie »

Ce matin, en consultation, j'échange avec Sabrine, l'une de mes clientes. C'est le deuxième rendez-vous. Nous avons prévu de nous voir tous les 15 jours. Elle m'explique que la première semaine, motivée par notre entrevue, elle a mis en place tous les conseils partagés dans le protocole que j'ai rédigé pour elle. Au bout d'une semaine, elle se pèse, constate que le poids sur la balance n'a pas bougé et baisse les bras. Elle enchaîne donc avec huit jours de « laisser-aller » : pas de sport, beaucoup de grignotages et de repas riches. Je la sens désemparée. On fait le point : sommeil, hydratation, sensations digestives... On constate rapidement que les 8 premiers jours, le sommeil était meilleur, elle avait plus d'énergie et le ventre moins ballonné. Elle se détend et sourit.

Nous y sommes. On ne met pas en place une nouvelle hygiène de vie pour perdre des kilos sur la balance. On embrasse toutes ces nouvelles habitudes pour préserver sa santé, pour booster son immunité, pour mieux dormir, retrouver de l'énergie et un bon moral, pour se sentir bien dans son corps, sans troubles digestifs, ORL ou encore cutanés. On pose ses actions parce qu'on s'aime, qu'on se respecte et qu'on veut le meilleur pour soi.

Dans cet ouvrage, certains conseils vous parlent, d'autres un peu moins. C'est tout à fait normal. Choisissez de mettre en place des actions avec lesquelles vous êtes alignés et que vous pouvez suivre toute votre vie. Mais n'oubliez pas que certaines décisions sont difficiles à prendre sur le moment, mais il serait encore plus difficile d'assumer les conséquences ne pas les avoir prises. J'aime beaucoup cette citation que je vois souvent sur les réseaux : « *Choose your hard* ». Construire du muscle est difficile, comme le sont la plupart des faiblesses physiques. Lancer une entreprise est difficile. Aller chaque matin faire un travail qu'on déteste l'est encore plus. Faire certains choix alimentaires peut sembler difficile sur le moment, être malade, fatigué ou mal dans sa peau l'est tellement plus.

Choose your hard.
Choisissez votre difficulté.

Pourquoi je ne recommande plus la règle des 80-20 ?

La règle des 80-20 est une règle que j'ai longtemps appliquée et recommandée. Elle consiste à manger équilibrée 80 % du temps et à se faire plaisir les 20 % restants. Ces indications sont données à l'échelle d'une semaine donc en résumé, on mange équilibré la majorité du temps et 4 fois par semaine on a « le droit » à des repas plaisir. Voyez-vous, le simple fait d'écrire « avoir le droit à » me pique le bout des doigts ! Cela sous-entend que parce que l'on a été un élève discipliné, et mis dans son assiette ce qu'il fallait, on a accès au Saint Graal : un repas qui émoustille les papilles ! Ces quelques écarts sont autorisés pour éviter de tomber dans un processus alimentaire restrictif à condition d'avoir, dans un premier temps, suivi les restrictions.

Ce qui me gêne énormément avec cette règle, est l'opposition entre l'équilibre alimentaire et le plaisir. Le plaisir gustatif n'est pas synonyme d'écart alimentaire bien au contraire. Vous l'avez découvert dans la partie « recettes de cuisine » de cet ouvrage. Je mange chaque jour équilibré et j'y trouve beaucoup de plaisir.

Le 80-20 soulève beaucoup de questions : que faire si on n'utilise que 10 % de ses 20 % ? Est-ce qu'on les reporte ? Que faire pendant les fêtes ? Les vacances ? Les périodes de grosse fatigue ou de stress ? Ce type de réflexion peut engendrer des troubles du comportement alimentaire.

Nombreuses sont les femmes que je suis en consultation qui mangent des salades toute la semaine, puis entrent dans un système de lâcher-prise total du vendredi soir au dimanche soir : burger, frites, pizza, repas en famille très riches, gros goûters, alcool. Quand la fin du week-end arrive, elles culpabilisent, repartent sur une semaine de salades en se disant que le week-end prochain, elles « tiendront » mieux leur diète. En réalité, l'équilibre, c'est d'arriver à s'écouter, à manger équilibré et gourmand en même temps. On peut tout à fait manger un filet de saumon avec des légumes rôtis et finir par une mousse au chocolat si celle-ci apporte du plaisir.

La vie n'est pas linéaire et votre alimentation ne pourra pas l'être non plus. Elle doit être équilibrée et digeste, oui, mais surtout gourmande à chaque instant. On veut des assiettes colorées, remplies de produits frais de saison et goûtues. On veut des produits que l'on aime à chaque repas et véritablement intégrer la notion de plaisir dans notre quotidien.

Ce à quoi ressemble votre semaine :

Lundi : 🥗 🥗 🥗

Mardi : 🥗 🥗 🥗

Mercredi : 🥗 🥗 🥗

Jeudi : 🥗 🥗 🥗

Vendredi : 🥗 🥗 🚬 🍺

Samedi : 🥐 🍳 🍻 🍣 🍻

Dimanche : 🥐 🥐 🍝 🍻 🍔 🍟

Ce à quoi vous pensez qu'elle devrait ressembler :

Lundi : 🥗 🥗 🥗

Mardi : 🥗 🥗 🥗

Mercredi : 🥗 🥗 🥗

Jeudi : 🥗 🥗 🥗

Vendredi : 🥗 🥗 🥗

Samedi : 🥗 🥗 🥗

Dimanche : 🥗 🥗 🥗

Ce à quoi elle devrait vraiment ressembler :

Lundi : 🍞 🍌 🍆 🍤 🍓 💧 🍗 🥦 🍒 💧

Mardi : 🍞 🍌 🥒 🥚 💧 🍓 🍗 🥦 🍒 💧

Mercredi : 🍞 🍌 💧 🍆 🍤 🍓 🍕 🥦 🍒 💧

Jeudi : 🍞 🍌 🍤 🍓 💧 🍗 🥦 🍐 💧

Vendredi : 🍞 🍌 💧 🍆 🍤 🍪 🍗 🥦 🍒 💧

Samedi : 🥞 🥦 🍗 🍰 🍑 🍻 💧 🍔 🍟

Dimanche : 🥐 🥗 🍇 💧 🍣 💧

L'importance de ne pas suivre (toutes) les règles

Aujourd'hui, j'échange avec Émilie, une cliente que je suis régulièrement. Émilie voulait perdre quelques kilos. Elle a pris rendez-vous avec une diététicienne qui lui a proposé un régime sans féculents. Le matin, elle commençait sa journée avec un œuf au plat et un bol de fruits. Midi et soir, elle avait « le droit » à une portion de légumes et de protéines. Pas de féculent. Surtout pas de féculent. Émilie tient comme ça pendant un petit moment avant de tout lâcher. Elle me dit : « J'avais tout le temps faim et je me sentais triste. Un jour, j'ai acheté des gâteaux et c'est parti en craquage. J'ai tout mangé. Puis j'ai mangé des pâtes et beaucoup de chocolat. Le lendemain, j'ai recommencé. Et depuis, je mange des gâteaux tous les jours. Chaque matin, je me dis que ça va aller, que c'est une nouvelle journée et puis je finis toujours par craquer dans l'après-midi. »

On met en place un protocole, avec un rééquilibrage flexible, sans mesure de calories ni de grammes. Pourtant, Émilie semble angoissée. « Je crois que je ne vais pas réussir à ne pas manger de gâteaux. » Je lui réponds que si elle veut manger des gâteaux, elle peut ! Elle est étonnée. Je lui explique qu'il n'y aucun aliment interdit ou à diaboliser particulièrement. Tout est une question de mesure et d'intention. Je lui conseille de créer autour de ce moment un petit rituel réconfortant : se préparer une tisane, manger un fruit frais et savourer sa portion de gâteau, industriel ou fait maison. J'insiste sur le mot « savourer ». La prise alimentaire en conscience et dans le plaisir est bien plus satisfaisante et rassasiante qu'une série d'allers-retours coupables dans la cuisine pour picorer des petits bouts de chocolat et s'enfiler en douce le paquet de gâteaux. Mettons de la conscience dans nos actions ! Je lui explique également que c'est pour cette raison qu'il vaut mieux cuisiner un bon gâteau maison : on sait ce qu'il y a dedans, on maîtrise les quantités de sucre et de matières grasses, et surtout on le fait en conscience !

Émilie a mis plusieurs semaines avant de lâcher prise et se laisser aller dans ce nouveau protocole. C'est tout à fait normal. Et puis au fil des semaines, elle a pris goût à sa nouvelle hygiène de vie, à manger de tout avec plaisir. Je la suis encore aujourd'hui, l'objectif « perte de poids » qu'elle s'était fixé n'est pas atteint mais bien amorcé et surtout, son stress face à la nourriture s'est envolé, elle digère mieux et se sent plus dynamique et légère !

Je tiens vraiment au « mais pas trop » du titre de cet ouvrage. Aujourd'hui, j'ai posté sur l'un de mes réseaux une vidéo incluant des produits d'une marque d'aliments protéinés (poudre, cookies, pâtes à tartiner protéinées et barres en tout genre). Je travaille avec cette marque depuis un moment et j'apprécie de consommer leurs produits. Ils sont transformés. Non pardon, ils sont ultratransformés. Et consommer de tels produits pour une naturopathe, apparemment c'est comme se faire une fondue d'ail pour un vampire : c'est fortement déconseillé. Systématiquement, lorsque je partage des contenus incluant des aliments qui ne sont pas associés à la naturopathie (protéines en poudre, tofu cuisiné donc transformé, cookies...), je reçois une salve de messages, souvent bienveillants, parfois agressifs, de lectrices s'étonnant que moi, naturopathe, j'intègre ce type d'aliments dans mon quotidien. Je crois que nous sommes encore sur le cliché de la naturopathe qui se nourrit de plantes et de graines, vit dans une roulotte en Ardèche et possède une boule de cristal (OK, ça n'a rien à voir, mais ça va avec la roulotte).

Je n'adhère pas à cette vision stéréotypée et un peu extrême de mon métier. Je suis pour une naturopathie libre, décomplexée et accessible. Il m'arrive donc occasionnellement de consommer des protéines végétales en poudre. Je le fais parce que c'est pratique d'avoir un apport en protéines de ce type les jours ultrachargés, lorsque mes repas n'ont pas comporté le nombre de protéines qu'il aurait fallu. Je mange parfois des cookies au goûter, je bois un verre de vin rouge ou une bière de temps en temps. Et même si mon alimentation est majoritairement saine et faite maison, il m'arrive d'être hors-jeu. Et j'y tiens. Ce hors-jeu fait partie de la vie. Il devrait faire partie de la vôtre. C'est en acceptant de ne pas tout contrôler, de se faire plaisir, de lâcher prise sur ce genre de chose qu'on trouve l'équilibre !

La définition de l'équilibre c'est : « Juste proportion entre des choses opposées ; état de stabilité ou d'harmonie qui en résulte. »

Des choses opposées : le tout bon, tout sain opposé aux aliments transformés, au fast-food, au « petit carré de chocolat » qui se transforme en barres (ou 2). C'est OK. C'est la vie. L'essentiel étant d'avoir les bases. Autour, nous sommes libres de composer, d'écouter nos envies et nos besoins.

Vous devez être capables de vous projeter pendant une vie entière avec cette nouvelle hygiène de vie car vous le faites non pas pour votre silhouette mais pour votre santé physique et mentale, pour votre bien-être, votre dynamisme, votre énergie, pour l'amour que vous vous portez.

L'alimentation intuitive

L'alimentation intuitive est une approche positive de l'alimentation qui pousse à se reconnecter à son corps, à sa faim, sa satiété, à identifier ses émotions pour être aligné. En consultation, de nombreuses femmes me disent qu'elles ne savent plus quoi manger, elles lisent tout et son contraire, tentent une façon de s'alimenter puis une autre sans savoir si elles « font bien ».

Je pense sincèrement que notre corps est extrêmement bien conçu et qu'il sait ce dont il a besoin. Encore faut-il savoir l'écouter, ce qui peut être particulièrement difficile après plusieurs années de régimes et de règles imposées. Je pense que ce type d'alimentation consciente nous permet d'intégrer à notre quotidien la notion de « mais pas trop » présentée dans ce livre.

L'alimentation intuitive se fait en 8 étapes que je vais vous décrire. Gardez en tête qu'il est normal de ne pas tout appliquer du jour au lendemain. Ce sont des prises de conscience qui nécessitent d'être « digérées » et feront leur travail dans les semaines et mois suivant cette lecture. N'hésitez pas à les relire régulièrement.

1- Honorer sa faim

Lorsque vous avez faim, vous devriez honorer cette faim et manger ! Pourquoi ? Parce qu'à moyen terme, gérer la faim entraîne la frustration qui elle-même entraîne les « craquages ». On rentre dans le cercle malsain qui consiste à « tenir » un temps pour finalement tout laisser tomber, affamé et démoralisé.

Honorer sa faim permet d'éviter les grignotages, mauvais pour la santé comme nous l'avons vu. À chaque fois que vous mangez quelque chose, ne serait-ce qu'une amande, une rondelle de concombre ou un café, vous sollicitez votre système digestif. À force, il est enflammé et épuisé. Cela fait baisser les capacités du système immunitaire et donc peut entraîner des maladies. Vous l'avez compris : on évite au maximum les grignotages.

En revanche, si vous avez faim (ventre qui gargouille, tête qui tourne, sensation de faiblesse), faites une collation ! Si le repas approche, mais qu'il n'est pas encore l'heure, mangez plus tôt. Honorez votre faim quand elle est là et non quand il est l'heure de manger !

2- Respecter la satiété

Nous avons parlé de la faim. Nous allons maintenant parler de la satiété. C'est cette partie qui est déterminante pour votre bien-être et pour vous sentir en paix avec l'alimentation. Arrêter de manger lorsque l'on est à satiété, c'est assurer à l'organisme d'avoir assez de nutriments pour bien fonctionner sans en avoir trop non plus (ce qui le rend malade). Aller au-delà de la satiété entraîne, à long terme, une prise de poids inévitable.

Comment reconnaître la satiété ? Vous avez moins d'appétence pour les plats sur la table ; vous mangez moins vite (plus de facilité à contrôler le débit) ; parfois vous arrivez à reconnaître la satiété mais vous avez envie de continuer à manger par gourmandise. C'est là qu'il faut gérer ! Rappelez-vous que vous pourrez terminer ce délicieux plat au prochain repas et garder les restes dans une boîte au frigo !

Si vous sortez de table en ayant l'estomac lourd ou envie de dormir, vous avez dépassé votre seuil de satiété !

3- Se permettre de manger tous les aliments

Je déteste les interdits ! C'est bien simple, si on me dit « tu ne dois pas manger de chocolat », je ne vais penser qu'à manger du chocolat ! Vous connaissez sans doute cela, n'est-ce pas ? C'est l'effet Roméo et Juliette. Nous sommes attirés par l'interdit. Donc autant ne rien s'interdire et consommer un peu de tout avec modération ! Vous aimez le chocolat ? Terminez votre déjeuner par un carré d'un excellent chocolat noir. Vous aimez le fromage ? Saupoudrez vos aubergines d'une cuillère de délicieux parmesan.

Concernant le « *cheat meal* » ou repas « plaisir », en toute franchise je n'aime pas trop cette idée, comme je vous le disais dans « la règle des 80-20 ». Cela voudrait dire que le reste du temps on ne se fait pas plaisir et cette idée est intolérable pour la gourmande que je suis ! Chaque repas doit être une fête.

4- Redécouvrir le plaisir de manger

C'est un des principes que je préfère ! Le PLAISIR à table ! C'est essentiel, non ? Faites en sorte que chacune de vos assiettes vous apporte beaucoup de plaisir gustatif ! Faites frétiller vos papilles !

Mettez de la couleur dans vos assiettes en ajoutant des aromates par exemple. Soignez la présentation. Cuisinez vos légumes préférés. Et pourquoi ne pas mettre une jolie nappe et une bougie comme au restaurant ?

Et enfin : SAVOUREZ ! Prenez le temps de mâcher chaque bouchée en pleine conscience.

La satisfaction et le plaisir de manger favorisent des comportements alimentaires sains. Voici une citation d'Alice Waters, cheffe et auteure américaine : « Cuisinez simplement en faisant participer vos sens. Planifiez des repas simples. Laissez le goût des aliments vous surprendre.

Cuisinez en profitant du plaisir sensoriel : touchez, écoutez, regardez, humez et par-dessus tout, goûtez. »

5 - Vivre ses émotions sans utiliser la nourriture

On ne va pas se mentir, ce sera, pour certaines personnes, le principe le moins évident à mettre en place. Qui n'est pas tenté par un morceau de gâteau en cas de stress ? Qui n'a pas envie de boulotter le paquet de chips dans le placard quand il s'ennuie ? Il va falloir apprendre à gérer vos émotions.

Si vous sentez que votre prise alimentaire se fait sans faim et sans plaisir, uniquement pour gérer une émotion, je vous invite à vous faire accompagner par un professionnel de santé (psychologue, naturopathe, diététicien) pour apprendre à accepter vos émotions et à les traverser sans vous appuyer sur la nourriture. Dans ces cas-là, la prise alimentaire n'est qu'un signal de votre corps qui vous montre un déséquilibre émotionnel sur lequel il faut travailler. La nourriture joue le rôle d'interrupteur d'émotions. Vous ressentez du stress ou une émotion désagréable. Vous appuyez sur l'interrupteur « d'alimentation » pour couper cette émotion. Il vous faut apprendre à la traverser et pour cela, un accompagnement reste le plus efficace.

6 - Respecter son corps tel qu'il est maintenant

Vous n'avez pas encore atteint votre objectif santé, vitalité ou silhouette. Pour autant, vous êtes déjà en chemin et il est important d'apprendre à vous aimer dès maintenant. On me dit souvent « je m'aimerai dès que j'aurai atteint tel objectif ». Dans la réalité, les choses sont souvent inversées : vous atteignez vos objectifs parce que vous vous aimez et vous respectez.

Vous devez tendre vers l'estime de vous. Prenez l'habitude de parler de vous de manière positive. Comportez-vous avec vous-même comme vous vous comportez avec vos enfants ou avec votre meilleure amie : avec amour et bienveillance.

Dès le premier pas posé sur le chemin de la santé, prenez soin de vous : soignez votre apparence, portez des tenues dans lesquelles vous vous sentez bien. Hydratez votre peau. Massez-vous. Soignez vos cheveux. Respectez votre corps et faites des choix pour vous dès maintenant.

7- Être physiquement actif pour le plaisir

Je trouve ça dommage de faire du sport « pour perdre du poids ». En fait, dans ma vision du sport, c'est même impossible ! J'ai besoin de m'amuser, d'avoir un objectif et de vouloir l'atteindre dans le plaisir et non dans la contrainte. Il y a mille autres raisons de pratiquer une activité physique : se défouler, se dépenser, se sentir vivant, se motiver, être dans la nature, faire une activité avec des amis, mieux dormir, se sentir plus fort, booster sa santé.

Il est aussi important de bouger régulièrement que de bouger avec PLAISIR ! Trouvez une activité qui vous correspond, que vous avez plaisir à pratiquer. C'est un principe essentiel pour conserver une bonne hygiène vitale et pour vous faire du bien mentalement !

8- Honorer sa santé

Lorsque vous mangez gras, trop sucré ou juste trop, observez vos sensations : lourdeur, déprime, fatigue digestive, ventre gonflé, etc. L'organisme s'épuise. Le système immunitaire est moins efficace. Honorer votre santé, c'est apporter à votre organisme des aliments de qualité, frais, biologiques et nutritifs pour se sentir en pleine forme.

Soyez à l'écoute de vos sensations ! Si le brocoli vous fait mal au ventre, arrêtez d'en consommer ! Même s'il est « sain » pour certains, il ne l'est peut-être pas pour vous.

Les aliments que vous consommez doivent vous faire du bien, vous apporter de l'énergie et du bien-être. Et pour ça, il faut être attentif aux signaux envoyés par votre corps et apprendre à vous faire confiance petit à petit.

Comment devenir un mangeur intuitif et naturo

Vous avez appris dans cet ouvrage (je l'espère !) les bases de la naturopathie : l'équilibre alimentaire, les associations à éviter, les aliments à privilégier. Vous savez composer une assiette équilibrée et digeste qui va booster votre santé. Et puis dans un second temps, je vous invite à écouter vos envies, à vous faire confiance, à vous éloigner des règles.

Comment concilier les deux ? Comment devenir un mangeur intuitif tout en respectant les piliers de santé de la naturopathie ? Est-ce compatible ?

Je pense sincèrement que oui et que ces deux types d'alimentations sont complémentaires. Manger de manière intuitive ne signifie pas systématiquement manger sainement mais si l'envie vous prend de manger un burger frites de fast-food, vous saurez vous écouter et aller vers une assiette plus équilibrée au prochain repas. Et à ce moment, vous saurez comment composer une assiette saine, digeste et anti-inflammatoire !

Manger sain peut sembler ennuyeux mais si vous êtes « naturo » et intuitif, vous saurez plus facilement composer des assiettes équilibrées qui vous font envie : frites de patate douce, champignons en persillade et poulet rôti ou un risotto crémeux aux asperges et son œuf mollet. Vous voyez le principe ? J'aime associer systématiquement l'équilibre et la gourmandise !

Savoir écouter son corps comme un guide

Les questions à se poser

Pour apprendre à écouter son corps, il convient de se poser des questions car manger intuitivement ne signifie pas uniquement « de quoi ai-je envie ? » mais aussi « quels aliments me font du bien ? ». Cela va permettre d'équilibrer nos besoins et nos envies, de manger ce qui est bon pour nous sans nous soucier des calories, d'écouter notre corps et non notre mental.

Vous pouvez tout d'abord commencer par bousculer vos habitudes. Peut-être vous levez-vous chaque matin, en prenant directement la direction de la cuisine, mais sans avoir d'appétit. C'est une habitude ancrée. Vous vous dites que le petit déjeuner est indispensable, qu'il faut absolument de l'énergie pour attaquer la journée... Je le répète, notre corps est une formidable boussole et si vous n'avez pas faim, c'est que votre corps n'a pas besoin d'énergie supplémentaire ! Décalez un peu ce petit déjeuner et mangez quelque chose quand les signaux de la faim apparaissent. De manière générale, essayez d'observer l'intégralité de votre journée pour prendre conscience de vos habitudes alimentaires.

Observer également l'effet des aliments et boissons sur votre organisme. Avez-vous réellement envie de ce premier café du matin, à jeun, qui vous brûle l'estomac et provoque des remontées acides ? Avez-vous vraiment envie de plats de poivrons qui vous gonflent le ventre et génèrent des crampes intestinales ? Est-ce que ce plat de poisson vapeur sans sauce vous procure du plaisir ? Est-ce que le burger frites vous apporte de l'énergie ou au contraire vous plombe pour l'après-midi ? Mettez de la conscience dans vos choix alimentaires ! Un repas sain et gourmand doit tout à la fois vous apporter de l'énergie, du plaisir et de l'équilibre.

Ce qui influence le plus la prise de poids, c'est la culpabilité, donc la non-acceptation de soi-même. Cette culpabilité engendre des pensées comme celles-ci : « Je mange trop, je suis trop gourmand, je n'ai pas de volonté, j'aurais dû arrêter plus tôt, à partir de maintenant je vais me contrôler davantage, je vais commencer un autre régime, etc. »

Tout sentiment de culpabilité empêche votre système digestif de bien digérer, assimiler et éliminer ce dont vous n'avez pas besoin. Hélas, la plupart des gens sont inconscients des nombreuses fois où ils se sentent coupables. Il est donc important d'être plus attentif à ces petites voix en vous. Lorsque vous mangez un repas que vous jugez « imparfait », posez-vous la question : suis-je satisfait(e) ? Suis-je toujours dans le plaisir ?

Un autre moyen pour prendre conscience de votre degré de culpabilité est d'observer votre degré d'acceptation quand vos proches mangent n'importe quoi ou n'importe quand. Portez-vous un jugement intérieur ? Quand vous jugez l'un de vos proches, vous vous jugez vous-même.

Vous pouvez aussi vous rendre compte de votre culpabilité en étant attentif à la réaction de vos proches quand vous mangez ou buvez. S'ils vous font des reproches et que vous le vivez mal, c'est votre propre culpabilité qui ressort. Toute culpabilité dénote de la non-acceptation de vous-même.

L'acceptation véritable est le seul moyen pour remédier aux problèmes d'alimentation et de poids. En vous acceptant, vous êtes dans votre cœur et non dans votre tête : le système digestif fonctionne alors très bien et vous ne prenez pas de poids. Avez-vous déjà observé ces week-ends entre amis ou vacances en famille pendant lesquels vous mangez avec plaisir, sans jugement et vous ne prenez pas un gramme ? C'est parce que vous êtes guidé par le cœur.

En cas de culpabilité, revenez toujours à la liste de questions précédentes pour être aligné avec vos choix : de quoi ai-je envie ? Qu'est-ce qui me fait du bien ? Qu'est-ce qui m'apporte de l'énergie ?

Mettre des mots sur les maux

Je ne peux parler de rapport conscient au corps sans parler de la symbolique des maux. C'est un sujet qui me fascine et que je tenais absolument à aborder dans cet ouvrage ! Apprendre à écouter son corps passe aussi par la connaissance de la symbolique des maux : « Écouter son corps chuchoter pour ne pas avoir à l'entendre crier. » Votre corps est votre boussole intérieure. Il n'est pas là pour vous punir ou vous limiter, il est là pour vous indiquer si vous êtes aligné. Il est aussi important de connaître les piliers de santé pour optimiser sa vitalité que de savoir prendre ses distances par rapport à tout ça. Revenir dans l'instant présent. Être conscient, écouter les messages que notre corps nous envoie : émotions ancrées, douleurs et stress refoulés, peurs, croyances limitantes...

Accueillez avec bienveillance les messages de votre corps. Les messages indiqués ci-dessous sont symboliques. Voyez-les simplement comme des pistes pour apprendre à vous connaître et vous aligner.

Ballonnements : ils sont liés à un sentiment de manquer de satisfaction sur le plan affectif. Le mental crée un sentiment de vide qui a besoin d'être gonflé par plus d'attention et d'affection. À quel point êtes-vous comblé sur le plan affectif ?

Constipation : une insécurité intérieure engendre un désir de tout contrôler. Personne qui a besoin de l'aval des autres, qui va vérifier tous les détails pour que tout soit parfait. Peur de lâcher prise.

Diarrhées : état causé par la peur ou le désir de fuir une situation ou une réalité désagréable. Cet état peut également faire référence à un rejet de soi ou d'une partie de soi.

Infection urinaire : frustration et insatisfaction qui engendrent de la contrariété et de la peur. La cystite peut parfois être liée à la rupture ou au désir de rupture (dans la vie professionnelle ou personnelle).

Maux de tête : personne très mentale, obsédée par l'avenir, qui se fait du souci, qui hésite, qui est très préoccupée. Les maux de tête peuvent aussi venir à la suite d'une négation de vos émotions : manque de courage pour exprimer vos pensées ou alors les pensées sont rationalisées.

Mal de gorge : on ravale une situation ou une émotion que l'on a de la difficulté à accepter. Souvent lié au cercle proche, on s'empêche de verbaliser quelque chose dont on a besoin ou envie.

Douleurs aux genoux : les maux de genoux marquent un conflit entre moi (JE) et un groupe (NOUS) : le couple, la famille, le cercle professionnel. Conflit intérieur qui implique l'abandon.

Douleurs dans le dos : le dos représente le soutien et le fardeau de la vie. Si mon fardeau est trop lourd, que je ne me sens pas soutenu, les maux de dos apparaissent. Je ne « supporte » plus ce qui m'arrive.

Torticolis : il peut traduire une incapacité à dire non à une situation ou à quelqu'un. Il représente aussi les résistances que j'ai à observer les axes de ma vie avec lesquels je ne suis pas aligné.

Problème de peau : l'acné est une expression visible de critique, de rejet, d'insécurité face à moi-même ou aux autres. La révolution intérieure se manifeste extérieurement.

Insomnie : anxiété quotidienne et sensation qu'il ne faut jamais lâcher prise et veiller sans cesse. Manifestation d'un manque de confiance envers soi et envers les autres.

Tout ce qui ne s'exprime pas s'imprime... Ainsi, chaque jour, nos peurs, nos angoisses, nos contrariétés non verbalisées s'impriment dans notre corps et se transforment en maladie. Il est donc possible d'avoir une hygiène de vie parfaitement saine et équilibrée et malgré tout de vivre avec des maux. Ces mots sont des messages de votre corps qu'il est essentiel d'écouter pour acquérir la santé. Étymologiquement, le terme « psychosomatique » réunit les concepts de *psyché* (l'esprit, en grec) et de *soma* (le corps, en grec). Par définition, les troubles psychosomatiques sont des maux du corps dans lesquels la dimension psychologique joue un rôle important. De nombreux troubles, chroniques ou non, sont souvent inexplicables selon les médecins, ou simplement « liés au stress ». S'il est vrai que le stress fait des ravages dans notre organisme, la somatisation peut provenir d'autres émotions telles que la colère, la tristesse, la honte, la peur... Ou traduire des blocages et conflits profonds.

Le rôle du naturopathe est d'effectuer un travail d'investigation dans l'histoire du consultant, afin de mettre à jour les liens inconscients entre le corps et l'esprit, et de déceler un terrain psychosomatique spécifique, lorsqu'il y en a. Ensuite, il vous orientera vers un professionnel de santé qualifié pour vous accompagner vers la guérison : psychologue, hypnothérapeute, sophrologue ou encore coach de vie.

Si vous souhaitez aller plus loin sur le sujet de la symbolique des maux, je vous recommande vivement d'avoir dans votre bibliothèque *Le grand dictionnaire des malaises et des maladies* de Jacques Martel.

Des pistes pour atteindre ses objectifs

Nous avons vu comment manger équilibré, pratiquer une activité physique régulière, prendre soin de son sommeil, se soigner au naturel et surtout comment prendre ses distances par rapport à toutes ces notions pour atteindre la santé et la vitalité intuitivement et en conscience. Par où commencer pour mettre tout cela en pratique ? J'ai envie de vous guider sur cette voie avec quelques principes que j'applique au quotidien et dans tous les domaines de ma vie.

Ne partez pas en guerre sur tous les fronts !

Choisissez votre champ de bataille. Il est assez

peu réaliste de croire que vous allez changer tous les domaines de votre vie à la fois. Choisissez un pilier de santé sur lequel vous avez à progresser et mettez votre énergie dans les actions à accomplir pour que les choses évoluent. Puis, lorsque les habitudes sont prises et que les actions sont fluides, ajoutez un nouveau travail sur un pilier de santé différent. Par exemple, commencez par soigner votre sommeil. Lorsque celui-ci est bon, ajoutez un rééquilibrage alimentaire, puis la mise en place d'une routine sportive et ainsi de suite. Cela vous évitera de vous décourager et vous garantira de bien meilleurs résultats !

Apprendre à planifier et à avancer par petits pas (méthode Kaizen)

« Une des qualités que possèdent les gens qui réalisent de grandes choses, c'est la ténacité. Pour compléter le voyage le plus difficile, il nous faut franchir un pas à la fois, mais ne pas cesser de faire des pas. »
(Roger Bannister)

Également appelée méthode Kaizen, cette théorie vise à modifier petit à petit son quotidien pour une transformation en douceur. L'idée est de ne pas démarrer sur les chapeaux de roues au risque de s'essouffler trop vite. Cette méthode américaine des petits pas est adoptée par les Japonais au sortir de la Seconde Guerre mondiale. Ils lui donnent le nom de « Kaizen », formé de « *kai* », le changement et « *zen* », bon. Plus qu'un « bon changement », l'idée qui sous-tend le kaizen est celle d'une « amélioration permanente ». Il ne s'agit pas de changer pour changer, mais de changer en douceur pour aller vers le mieux.

Biologiquement, nous ne sommes pas faits pour des changements radicaux. Notre cerveau associe les changements radicaux à un stress qu'il lui faut gérer. Il est programmé pour rester dans sa zone de confort. Si l'on ajoute à cela les différentes contraintes et obstacles que nous pouvons croiser avant d'atteindre notre objectif, il n'est pas surprenant d'arriver à l'échec.

Pour éviter cela, mieux vaut anticiper la transition vers votre objectif et le décomposer en (très) petites tâches. Ces dernières doivent pouvoir être intégrées sans effort à votre quotidien de manière que la transition vers la nouvelle routine se fasse en douceur. Mis bout à bout, les petites habitudes ou petits gestes posés jour après jour ou semaine après semaine finissent par transformer notre quotidien et nous rapprochent de notre objectif.

De manière très concrète, imaginons que votre objectif est de travailler sur vous-même pour vous aimer d'un point de vue physique et spirituel.

Identifiez un objectif d'amélioration, par exemple « je veux me muscler ».

Explorez de nouvelles idées en consultant des sites sur le sujet et des experts (coachs sportifs, coachs de vie).

Découpez l'objectif en sous-objectifs : trouver un programme sportif évolutif, acheter le matériel nécessaire à sa mise en application, acheter des livres sur le sujet, se caler des petites sessions de sport de 15 minutes chaque jour, etc.

Planifiez les tâches de chaque sous-objectif : déterminez une deadline pour chaque sous-tâche.

Testez, suivez l'avancement et adaptez le planning.

Passez à l'objectif suivant !

Fixer des échéances pour chaque petit pas : Fixer une date butoir pour chaque tâche est indispensable et permet de mieux s'organiser. C'est d'autant plus vrai pour les tâches les plus pénibles qu'on a tendance à reporter indéfiniment et qui mettent à mal toute l'organisation.

La règle de deux jours

Pour vous autodiscipliner, je vous recommande la règle des deux jours. Le cerveau est programmé pour préférer les plaisirs à court terme. Donc ne culpabilisez pas si vous avez regardé *Top Chef* au lieu de faire votre séance de sport. C'est humain !

En revanche, essayez d'appliquer au maximum la règle des deux jours : ne passez jamais deux jours d'affilée sans faire un petit pas vers votre objectif. S'il s'agit de bouger plus et que votre montre connectée affiche 1000 pas aujourd'hui, efforcez-vous de bouger le lendemain. Lorsque vous ne faites aucun pas vers votre objectif pendant une journée, essayez de vous y tenir vraiment le jour suivant. C'est un contrat passé avec vous-même. Cela vous évitera de tomber dans une procrastination chronique.

Quelle que soit l'habitude journalière que vous souhaitez mettre en place dans votre vie, accordez-vous le droit de sauter un jour quand c'est nécessaire.

Mais après un jour sans, il y a forcément un jour avec.

Cette règle permet de s'adapter aux aléas de la vie tout en restant discipliné. Si vous avez une journée trop chargée qui arrive ou tout simplement une grande fatigue ponctuelle, assurez-vous de garder votre habitude journalière la veille et le lendemain.

Un petit mot pour finir

Ce livre tire à sa fin, mais notre voyage ensemble se poursuit. Revenez à ces pages lorsque vous le souhaitez, surlignez les passages qui vous ont particulièrement parlé, annotez, bref, faites de cet ouvrage un outil qui vous guide au quotidien. Ce qui vous frappe à la première lecture changera très certainement à la seconde, en fonction de votre évolution. J'espère que ma vision de la naturopathie souple et décomplexée vous accompagnera sur le chemin de la santé.

Prenez connaissance des règles, mais ne les suivez pas toutes ! Faites-vous confiance. Vous avez la capacité d'évoluer et de choisir ce qui est bon pour vous. Lorsque vous allez mettre en pratique les conseils de ce livre, vous allez vous sentir mieux et serez tenté de revenir à vos anciennes habitudes. C'est humain. Rappelez-vous de toujours revenir à votre santé, vos petits rituels de bien-être. Remettez-vous gentiment en selle. Vous savez quoi faire. Un pilier à la fois.

Félicitez-vous pour toutes vos avancées. Vous n'avez peut-être pas atteint tous les objectifs fixés. C'est normal. Vous avez le temps ! Voyez le côté positif de votre parcours et de vos apprentissages et continuez !

Haut les cœurs !

Remerciements

Je remercie Emmanuel et Laure, mes éditeurs, qui m'ont fait confiance une nouvelle fois et m'ont donné la chance de réaliser ce beau projet.

Un immense merci à mes lecteurs et abonnés, qui grâce à leur soutien et à leur confiance, me permettent de faire chaque jour un métier passionnant. Votre énergie m'a portée jusqu'ici.

Écrire un livre, c'est une aventure faite de hauts et de bas, de moments de confiance et de moments de doute. Merci à ma famille et mes proches de m'avoir soutenue tout au long du chemin. Une pensée particulière pour ma mamounette, Lénaïc, Flo, Alex, Sandra, Charly et Noémie ❤️

Avec amour,

Pauline

Sources

Livres

Le grand dictionnaire des malaises et des maladies, de Jacques Martel

La bible Larousse des huiles essentielles, de Thierry Folliard

Mon cahier huiles essentielles, de Françoise Couic Marinier

Diététique de l'expérience, de Robert Masson

Commencer par le pourquoi, de Simon Sinek

Le charme discret de l'intestin, de Giulia Enders

Plus jamais mal au ventre, de Pierre Nys

Sites Internet

https://www.onatera.com/

https://www.aroma-zone.com/

https://www.passeportsante.net/

https://www.compagnie-des-sens.fr/

https://www.herbiolys.fr/fr/

http://www.wikiphyto.org/wiki/Accueil

Notes

Impression & brochage sepec - France

Numéro d'impression : 19387220710 - Dépôt légal : septembre 2022

IMPRIM'VERT®

PEFC 10-31-1470 / **Certifié PEFC** / Ce produit est issu de forêts gérées durablement et de sources contrôlées. / pefc-france.org